JM012522

メンタルトレーナー
石津貴代

メンタルトレーニングの教科書

本番に強くなる! 自信をつける!

技術評論社

はじめまして。

メンタルトレーナーの石津貴代です。

私はアスリート、ビジネスパーソン、芸能人、受験生など、「目標達成のために頑張る人」のメンタル面のサポートを行っています。

メンタルトレーニングは「心の筋トレ」です。

心の不調をケアするカウンセリングやメンタルヘルスとは異なるものです。

「マッチョになりたい！」、「水着を着たい！」という目標に合わせて、身体の筋トレを行うのと同じようなイメージです。

日本では「メンタルが弱い人がやるのでは？」という間違った認識を持つ方が多いのですが、実際には「試合に勝つ！　業績を上げる！　受験に合格する！」といった目標達成に向けて、メソッドを組み込んだプログラムを作り、トレーニングをしていきます。

気合や根性ではどうにもならない、緊張や自信のなさのようなメンタル面の課題が、トレーニングを行うことでセルフマネジメントしていけるようになります。

- ・本番の緊張をコントロールできる
- ・自信を持ってチャレンジできる
- ・ミスしてもすぐに切り替えられる
- ・同じようなミスを繰り返さなくなる
- ・集中力をコントロールできる
- ・イライラや落ち込みから早く抜け出せる

本書を読んでいただき、正しくメソッドを実践していただくと、このようなスキルを身につけることができます。

緊張も自信のなさも同じパターンでの失敗にも、全て原因があり、解決策があります。私が15年以上メンタルトレーナーとして活動してきた中で培ったメソッドを、この1冊に凝縮しました。あなたの成長、そして目標達成のお手伝いができたら嬉しく思います。

2021年5月　著者

目次

第1章 メンタルトレーニングって何？ ‥‥‥‥‥‥‥ 5

メンタルトレーニングは
「心・技・体」の「心」を鍛えるトレーニング ‥‥‥‥ 6

スポーツ界から広がったメンタルトレーニング ‥‥‥‥‥ 6
心の筋トレ！ メンタルトレーニング ‥‥‥‥‥‥‥‥ 7
どういう人がメンタルトレーニングをしている？ ‥‥‥‥ 8
心理カウンセリング・コーチングとの違い ‥‥‥‥‥‥ 10
「本能」と「理性」を分けて考える ‥‥‥‥‥‥‥‥‥ 12

第2章 メンタルトレーニングをはじめよう！ ‥‥‥ 17

メンタルトレーニングをはじめましょう ‥‥‥‥‥‥‥ 18

自分の本能（リトル）と理性のキャラを知る ‥‥‥‥‥ 18
あなたの理性を「イケメン」に育てよう！ ‥‥‥‥‥‥ 23
メンタルトレーニングは目標ありき ‥‥‥‥‥‥‥‥‥ 24
メンタルブロックって何？ ‥‥‥‥‥‥‥‥‥‥‥‥‥ 28

第3章 緊張のコントロール ‥‥‥‥‥‥‥‥‥‥ 35

あなたが緊張するシチュエーションはどれですか? ‥‥‥ 36

緊張はコントロールできる？ ‥‥‥‥‥‥‥‥‥‥‥‥ 36
人はなぜ緊張するの？ ‥‥‥‥‥‥‥‥‥‥‥‥‥‥ 37
緊張を誘う原因は？ ‥‥‥‥‥‥‥‥‥‥‥‥‥‥‥ 39
〈まとめ〉 緊張のコントロールのまとめ ‥‥‥‥‥‥ 53

第4章 自信の強化 ‥‥‥‥‥‥‥‥‥‥‥‥‥ 55

あなたは自分に自信がありますか? ‥‥‥‥‥‥‥‥‥ 56

成功者は自信のかたまり？ ‥‥‥‥‥‥‥‥‥‥‥‥ 57
自信とは何か？ ‥‥‥‥‥‥‥‥‥‥‥‥‥‥‥‥‥ 57
自信がないのはなぜ？ ‥‥‥‥‥‥‥‥‥‥‥‥‥‥ 59
自信は子どもの頃の「褒められ体験」に左右 ‥‥‥‥‥ 60
自信がないのは「自分がダメだから」ではない ‥‥‥‥ 60
「自信」は考え方のクセに左右される ‥‥‥‥‥‥‥‥ 62
夢を叶えてもマイナス思考 ‥‥‥‥‥‥‥‥‥‥‥‥‥ 62
ネガティブを呼ぶ言動 ‥‥‥‥‥‥‥‥‥‥‥‥‥‥ 64
〈まとめ〉 自信の強化のまとめ ‥‥‥‥‥‥‥‥‥‥ 74

第5章 感情のコントロール ・・・・・・・・・ **75**

あなたはどんな時にマイナスな感情になりますか? ・・・・・ 76

マイナス感情は脳から生まれる ・・・・・・・・・・・・・・ 76
マイナスな感情は悪ではない? ・・・・・・・・・・・・・ 77
マイナスな感情になるパターン・コントロールの基礎知識 ・・ 78
感情をコントロールするためのトレーニング ・・・・・・・・・ 84
怒りのコントロール「アンガーマネジメント」ってなに? ・・・ 90
感情のコントロールの注意点 ・・・・・・・・・・・・・・・ 91
〈まとめ〉 感情のコントロールのまとめ ・・・・・・・・・・ 92

第6章 ストレスのコントロール ・・・・・・・・ **93**

あなたは強いストレスがかかった時、
どのような状態になりますか? ・・・・・・・・・・・・・ 94

ストレスのコントロールとは? ・・・・・・・・・・・・・ 94
ストレスの原因はストレッサー ・・・・・・・・・・・・・ 95
どんな時に人は心理的ストレスを感じる? ・・・・・・・・・ 96
対人関係におけるストレス ・・・・・・・・・・・・・・・ 99
ストレスをコントロールするためのトレーニング ・・・・・・101
〈まとめ〉 ストレスのコントロールのまとめ ・・・・・・・・110

第7章 集中力のコントロール ・・・・・・・・・ **111**

あなたはどんな時に集中していると感じますか? ・・・・・112

最高に集中した状態「フロー」と「ゾーン」とは? ・・・・・112
集中力を高める「ルーティン」とは? ・・・・・・・・・・・114
集中力を高めるトレーニング方法 ・・・・・・・・・・・・・115
〈まとめ〉 集中力のコントロールのまとめ ・・・・・・・・・122

第8章 イメージトレーニング ・・・・・・・・・ **123**

次のイメージをして、
身体に現れる変化を感じてみてください ・・・・・・・・・124

イメージは脳が作り出すもの? ・・・・・・・・・・・・・124
イメージすると身体が反応する? ・・・・・・・・・・・・・125
イメージが苦手な人は文字でアプローチ ・・・・・・・・・・127
再現性を高めるイメージトレーニング ・・・・・・・・・・・127
無意識の中では「経験」と「イメージ」は同列 ・・・・・・・129
実践! イメージトレーニング ・・・・・・・・・・・・・129
〈まとめ〉 イメージトレーニングのまとめ ・・・・・・・・・134

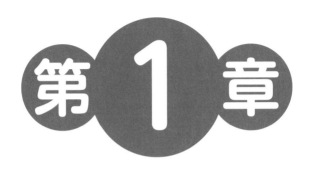

第1章

メンタルトレーニング って何?

メンタルトレーニングは「心・技・体」の 「心」を鍛えるトレーニング

スポーツ界から広がったメンタルトレーニング

メンタルトレーニングって何をするの？

メンタルトレーニングって、メンタルが弱いからやるの？

メンタルトレーニングってスポーツ選手だけがやるもの？

はじめて「メンタルトレーニング」という言葉を聞いた時、あなたはどのような印象を持ちましたか？

メンタルという言葉は、精神や心理的な意味を持つことから、メンタルをトレーニングするというと、冒頭のように「メンタルが弱いからやるの？」と想像される方もいらっしゃいます。しかし、メンタルヘルスや心理カウンセリングとメンタルトレーニングは、目的もアプローチもまったく違うものです。最初にこの部分を理解してからスタートしましょう。

メンタルトレーニングは「心・技・体」の「心」を鍛えるトレーニングです。

もともと、メンタルトレーニングはアスリートたちが目標達成

に向けたメンタル強化のために行ってきたものです。2015年の
ラグビーW杯の五郎丸選手のルーティンが注目を集め、メジャ
ーリーガーの大谷翔平選手も学生時代にメンタルトレーニングを
行っています。メンタルトレーニングは、スポーツ心理学をベー
スとしたメソッドがあり、近年はスポーツだけでなく、ビジネス
やエンターテインメントの世界など幅広いジャンルにおいて、応
用・活用されています。

　スポーツにおけるメンタルトレーニングは、1950年代の旧ソ
ビエトにおいて、オリンピックでのメダル獲得を目的としたメン
タル強化を行ったところからはじまり、その後、世界各国へ広が
っていきました。メンタルトレーニングが社会に認知されている
欧米に比べると、"気合や根性"という精神論を長年ふりかざし
てきた日本は、いまだに遅れをとっていますが、ここ数年でかな
り浸透してきたように感じています。

心の筋トレ！　メンタルトレーニング

　メンタルトレーニングは、**目標達成に向けて「メンタルを強化
する」、いわば、"心の筋トレ"のようなもの。**「自分で自分のメ
ンタルをコントロールする力」をつけていくトレーニングです。
　メンタルトレーニングで心を鍛えていけば、どのような場面で
も持っている力を最大限発揮することができます。また、日々モ
チベーションを保ちながら、質の良い生活を送るためのスキルが

しっかりと身につきます。

●メンタルトレーニングで身につくスキル

- ・正しい目標設定
- ・緊張のコントロール
- ・自信の強化
- ・感情のコントロール
- ・ストレスのコントロール
- ・集中力のコントロール
- ・イメージトレーニング　など

　メンタルトレーニングには、様々なプログラムがあります。

　本書では、メンタルトレーニングをはじめて学ぶ方に向け、数あるプログラムの中から押さえておきたい基本的な知識を厳選しました。すぐに実践できるよう、具体例をあげながら、わかりやすくお伝えしていきます。

どういう人がメンタルトレーニングをしている？

　アスリートたちが目標達成のために実践しているメンタルトレーニングですが、近年は、経営者や売上目標を持つ営業職などのビジネスパーソン、試験やオーディション合格を目指す方、コン

サートや講演、レセプションなど観客の前に立つ職業から、良好な対人関係を結びたい方まで、ニーズがどんどん広がっています。

　私のクライアントもアスリートだけではなく、アーティスト・俳優、学生から事業者など様々な方がいて、それぞれの目的に合わせた目標に向かって、二人三脚でトレーニングをしています。

　最初にお伝えしたように、**メンタルトレーニングは、メンタルが弱いから取り組むというものではありません。**「より高い目標を達成したい！」、「大きな愛を叶えたい」、「本番に強くなりたい！」、「プレッシャーやストレスに打ち勝ちたい！」という個々の課題に対して、**気合や根性ではなく、正しい知識とスキル・テクニックを習得して課題を克服し、目標を達成していくトレーニング**です。

　そのため、目標達成のために日々努力を重ねている方や、自己成長の意欲が強い方など、むしろメンタルが強いと思われるような方たちが多くトレーニングを受けてくださっています。

　心理的アプローチには、メンタルトレーニングの他にも心理カウンセリングやコーチングなどがあります。それぞれに違う役割があり、内容も、行う目的も違います。

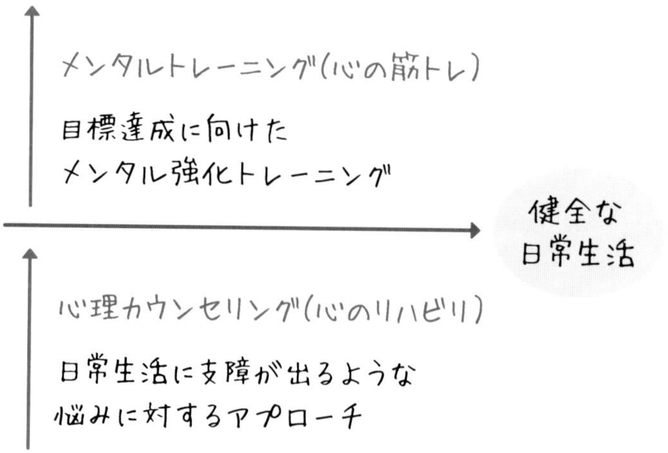

メンタルトレーニング（心の筋トレ）

目標達成に向けた
メンタル強化トレーニング

健全な
日常生活

心理カウンセリング（心のリハビリ）

日常生活に支障が出るような
悩みに対するアプローチ

　上図のように、心理カウンセリングは、日常生活に支障が出るほどの悩みや、過去のトラウマ、精神疾患からの回復に向けて行う、いわば「心のリハビリ」です。心を整え、癒やし、日常生活を通常に行えるようにカウンセラーがサポートを行います。

　同じように"心"に働きかけるコーチングとメンタルトレーニングも、混同されることがあり、受け手が混乱するケースが多く

見られます。

2つの大きな違いは、コーチングには何かを教えるという、ティーチング要素がないということです。コーチングは、相手とコミュニケーションを取りながら相手の中にあるものを引き出したり、整理することに対し、メンタルトレーニングは、相手が課題を自己解決したり目標達成するための方法を教え、しっかり習得してもらうのが目的です。

つまり、メンタルトレーニングとは、具体的なメンタルのコントロール方法や、課題の解決策を教えるものであり、コーチングとは明確な違いがあります。

アスリートたちも、このあたりの違いを理解せずに混乱しているケースがあります。「メンタルコーチに、「緊張のコントロール方法を教えて欲しい」と尋ねたら、「そもそもどうして緊張すると思いますか?」と聞かれ、答えを教えてもらえないといいます。コーチングのコーチとは、問題解決の方法を教える役割ではありません。

一方、メンタルトレーニングには、問題解決の方法・手段があり、メンタルトレーナーはそれを教えます。**クライアントは教わったことを習得し、スキルを身につけていく、文字通り「トレーニング」なのです。**

メンタルトレーニングは「トレーナーに、問題解決の方法を教

えて欲しい人」が受けるものであり、コーチングは「コーチとのコミュニケーションを通して、自分の課題や問題、将来のビジョン等について整理をしたい人が受けるもの」という違いを理解しておきましょう。

「本能」と「理性」を分けて考える

そもそも「メンタル」とは何でしょうか？

辞書で調べると、「心に関するさま。精神的。心理的」と書かれています。メンタルは目に見えないものであり、だからこそ扱いが難しいと感じられるのでしょう。メンタルが何かということを細かく言うとキリがないので、ここでは、メンタルトレーニングを実践する上で知っておきたい「メンタルの構造」を簡単にわかりやすくお伝えします。

●メンタルの構造

メンタルを大きく分類すると、理性と本能に分かれます。日頃から、「頭ではわかっているけど、気持ちがついてこない」というように **「理性＝頭」、「気持ち＝本能」という仕分け**を、意識せずともしている方は多いのではないでしょうか？

例えば、「こんな時間に食べてはいけないとわかっているけれ

理性（大人）　　　本能（赤ちゃん=リトル）

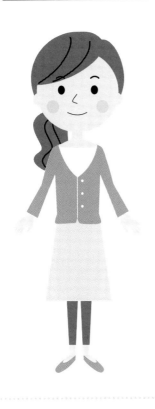
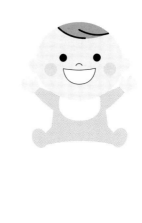

担当；思考全般

担当；感情・欲求・
　　　気分・快／不快

考える、選択、判断、
決断、分析、目標、
整理、論理 など

好き、嫌い、怒り、
喜び、空腹、元気、
やる気 など

ど、どうしても今、お菓子を食べたい」と思う時。**「こんな時間に食べてはいけない」が理性、そして「どうしても今、お菓子を食べたい」が本能**です。「こんな時間に食べてはいけないとわかっているけれど（理性）、どうしてもお菓子を食べたい（本能）」というような感覚はありませんか？　これが理性と本能がせめぎあっている状態ですね。

　理性は「思考」を担当しています。物事を考える、選択をする、目標を立てたり、物事を冷静に分析したり、決断や判断をする。赤ちゃんにはできない、大人の役割を果たしています。

　一方の「本能」は2歳くらいの赤ちゃんをイメージしていただくとわかりやすいと思います。嫌なことがあれば怒る、楽しいから笑う、お腹がすいたら不機嫌になる、眠ければ寝る、というような感じです。

　本能とは、自分の中に小さい赤ちゃんのような存在がいる。というイメージを持ってみてください。

　私はこの本能の存在に愛着を持つために「リトル」と呼んでいます。サッカーの本田圭佑選手もご自身のメンタルについて語られる時に「リトル本田」という呼び方をされています。

　自分のリトルが、楽しんでいたり、機嫌がよかったり、イライラしたり、お腹がすいたと要求したりしている、という感覚は本能に意識が向くとわかります。しかし、怒りが爆発してしまったり、絶望的に落ち込んだり、緊張で何も考えられなくなるなど、**「感情に飲まれてしまう＝リトルに支配されてしまう」**とコントロー

ルが難しくなるのです。

　メンタルトレーニングは「自分のメンタルを客観的に見る力」が必要になります。「あぁ、今日は元気だな」、「怒られてへこんでるな」というように自分のリトルを冷静に観察できることが大切です。

　あなたの中にも「リトル」がいます。

　「理性」が正しい考え方を持ち、「リトル」を上手にコントロールできるようになることがメンタルトレーニングの第一歩です。リトルは赤ちゃんなので、基本、気ままでわがままな生き物です。それを良い・悪いとジャッジせずに「こういう存在がいるんだな」というように受け止めていきましょう。

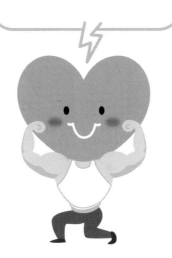

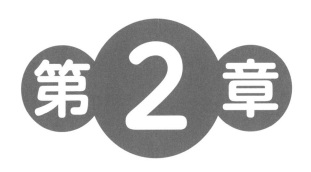

第2章

メンタルトレーニングを
はじめよう!

メンタルトレーニングを
はじめましょう

自分の本能（リトル）と理性のキャラを知る

　1章では、私たちのメンタルを簡単に分類すると「本能（リトル）」と「理性」の2つの軸があるというお話をしました。メンタルをコントロールする上では、**まずメンタルが何かを知り、次に「自分のメンタルにはどのような性質やクセがあるのか？＝自分のキャラクターを知る」自己分析をすることが大切です。**

　自分のメンタルがどういうものかを知らないでコントロールするのはとても難しいことです。通常のクライアントさんとのセッションでは、このキャラクターを見つける自己分析だけで2時間かけてじっくりと紐解いていきます。それくらい大切なことです。

　本書では、リトルと理性の簡易的なタイプ分けをしていきます。よくある代表的なタイプをいくつかご紹介しますので、あなたが近いキャラクターをチェックしてみましょう。

1.本能（リトル）のキャラクターはどれ？

　嬉しいと感じること、楽しいこと、好きなこと、苦手なこと、

嫌いなもの、イライラすること、起こりやすい欲求、気分、快・不快を感じることなどから、キャラクターを探していきます。

● 王様・女王様タイプ

自分が一番でありたい。リーダーシップを発揮するのが得意。褒められたり、称賛されることが好き。人から指示や命令をされることが嫌い。自分の思い通りに物事が進まないとイライラする。

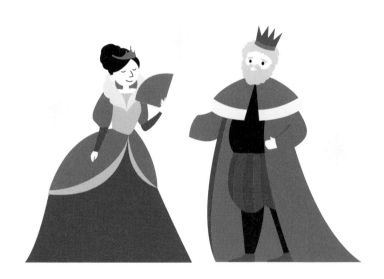

● アンパンマンタイプ

人のために何かをするのが好き。人の喜びが自分の喜びになる。人のためや世の中のために身を削って頑張る。自己犠牲の精神で疲れたり、人の評価に翻弄されやすい。

- **武士タイプ**

　ストイックに何かを極めたり、挑戦することが好き。目標に向かって突き進むことにやりがいを感じる。自分に厳しすぎて時に疲れることがある。

- **猫タイプ**

　人と群れず、ひとりでマイペースに過ごすことが好き。規則的な行動は苦手。自分のペースを邪魔されたり、自分のスペースに人が入ってくることが苦手。

- **犬タイプ**

　人といるのが好き。人に可愛がられたり、甘えたりすることが得意。信頼する人には従順で、指示にも従う。一人だと寂しくなってしまう。

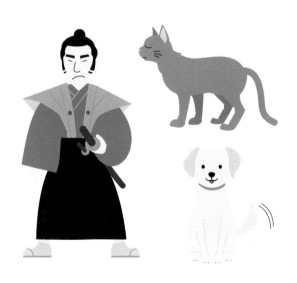

2.理性（大人）のキャラクターはどれ？

　自分に対して甘くなりやすいか、厳しくしすぎてしまうか、楽観的なのか、悲観的なのか、どういう考え方をしやすいか、など普段の自分の思考パターンから理性のキャラクターを探していきます。

● 甘やかしタイプ

　やらなければいけないことを気分で先延ばしにしたり、夜中にいけないと思いながらもアイスを食べてしまったり。自分の欲求には素直に従い、「まぁいいか」と自分を甘やかす。気分や感情に振り回されやすい。

● スパルタタイプ

　頑張っても「まだまだこれくらいじゃダメだ」と常に自分に厳しい。人と比べて自分を否定したり、過小評価しやすい。ストイックになりがちで、休むことや娯楽に対しても罪悪感を感じやすい。

● アメムチタイプ（甘やかし＋スパルタ混合タイプ）

　普段は「まぁいいか」と、自分を甘やかしたりルーズになりやすいが、大切な場面になると「ちゃんとしないと！」、「失敗できない！」と自分に厳しくしたり、プレッシャーをかけてしまう。

● イケメンタイプ

　「きついけど、目標のために頑張ろう」、「痩せたいんだから、この時間には食べちゃダメ」というように自分を律することができる。自分の成長や努力は正当に評価し、大事な場面では「いつも通りやればいい」という安定した考えを持ち、実行することができる。

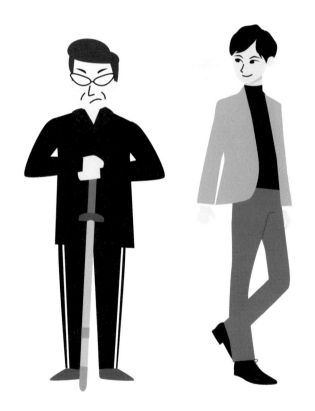

　「リトル（本能）のキャラクター」 × 「理性のキャラクター」
＝あなたのメンタルです。

　まずは自分自身のことを分析し、客観的に見ることからメンタルトレーニングをスタートしましょう。

あなたの理性を「イケメン」に育てよう!

　メンタルトレーニングを進めていく中で目指すのは、**理性を「イケメンタイプ」にすること**です。

　私の理性はもともと、典型的な「アメムチタイプ」でした。しかし、メンタルトレーニングのスキルを習得していく中で、今では立派なイケメン理性に成長を遂げました。本質や性格、本能的な部分は持って生まれたものなので大きく変わりませんが、理性はいくらでも成長させることができます。

　理性がイケメンになると、目標や自己実現に対して、リトルの気分や欲求をコントロールしながら、やるべきことを考えて行動できるようになります。結果が出たり、しっかりと努力できた時には、きちんと自分を承認して、自信をつけることもできるのです。

　本番や大事な場面で「落ち着いていこう、大丈夫」というように、自分に対してプラスの言葉をかけてあげることができれば、イケメンタルの第一歩。ぜひこのような「イケメン理性」に成長することをイメージしながら、メンタルトレーニングに取り組んでいきましょう。

メンタルトレーニングは目標ありき

メンタルトレーニングをスタートする時に自己分析と同じくらい大切なことがあります。

それは「目標設定」です。メンタルトレーニングは、何かしらの目標を達成するためにメンタル強化を行うものなので、**最初にしっかりと、正しく目標を設定することが必要**です。

例えば、アスリートたちは試合で勝つため、代表選手に選ばれるために。経営者は売上アップや業績のために。婚活中の方は素敵なパートナーに出会うために。皆さん、具体的な目標を持ってのぞんでいます。

人は、明確にイメージできたことは達成しやすいため、目標達成している自分をイメージすることはとても重要です。そして、そのイメージに沿って「何をやっていくか？」を具体的に、しっかりと整理していきます。

「目標設定」というと、アスリートや特殊な仕事をしている人たちが成功するために人生かけた大きな目標を立てるもの、というイメージを持たれがちですが、「もっと楽しくいきたい」、「習い事を上達させたい」、「作業の集中力を高めたい」など、日々の暮らしで感じる思いも立派な目標になります。目標は、人それぞれです。

また、「目標は高い方がいいのか？」という質問をよく受けます。答えは「YES」です。目標は高い方が良いです。

　注意すべきは、**目標設定の時点でハードルを下げない**こと。最初から目標を低く設定した人に、最高の目標を達成することは叶いません。

　例えば、2020年の東京マラソンで、2度目の日本記録を更新した大迫傑選手は、常に日本記録更新という高い目標を設定しています。過去の自分を越えるためにより高いハードル（目標）を設定し、そこにむけて最大の努力をしているからこそ、達成できているのです。

　このように、**目標は今の自分の努力と成長の延長線上にあるものです。**ですから、例えば40歳になって一度もフルマラソンを走ったことがない私が「今からマラソンでオリンピック選手を目指す」というのは夢物語であり、目標にはなりません。こうした無謀な目標はNGと考えましょう。目標は努力と成長の延長線上にあります。「上を目指す」という言葉通りに、自分の目指す一番の高みをイメージして目標設定をしていきましょう。

　「どこに意識を置いて目標を設定していくか？」ということは、とても大切です。本気で目標達成を願うなら、常に最高の目標を意識して挑んでいきましょう。

　そして、どんな目標でも重要なのは、「何のためにメンタルトレーニングをやるのか？」という目的がしっかりとあることです。目標を達成するため、**なりたい自分になるためにメンタルトレーニングをする、という意識のセッティングがスタートの時には必要な要素**なのです。

目標設定の5つのポイント

1. 最高の目標（夢のような目標）・現実的な目標（目標）・最低限クリアする目標（努力目標）の三段階を作る

目標が高すぎると現実味がなく、やる気が持続しない。また途中で挫折しやすくなる。ゴールを何段階か作り、最後までやる気を維持させる。最高の目標は、全く手の届く気がしない夢のようなものではなく、自分の最高のパフォーマンスが発揮できたり、条件次第でもしかすると「いけるかも？」というレベルに設定する。

2. 長期・中期・短期の目標をそれぞれ立てる

大きな目標までの間に、小さなサブゴールを複数設けることで、ゴールまでの道筋を明確にする。

3. 「何のための目標なのか？」、「なぜその目標を達成したいのか？」動機を明確にする

これがいわゆる「モチベーション」になるのでとても重要！

4.最高の目標（ゴール）から逆算して、やるべきこと を行動プランとして決める

最高の目標から逆算して、年間目標、月間目標、週間目標、1日の目標……と棚卸していく。（現実的な目標から逆算をすると、最高の目標を達成することは難しくなるので注意！）

5.目標達成した自分の全体像を明確にイメージする

達成している自分は、どんな自分になっているのか？ どんな気分や感情でいるのか？ どのような環境に身を置いているのか？ など、明確にイメージを作ることで、そこに向けてのやる気アップや、やるべき行動の整理につなげる。

メンタルブロックって何？

　目標を立てて、行動していこうと決める。けれど、挫折してしまったり、なかなか行動できなかったり。いつも同じようなパターンで失敗してしまう。というような経験はありませんか？　そこには**「メンタルブロック」**と呼ばれる、**“目標達成を妨げるクセ”**が潜んでいる可能性があります。

　私のメンタルトレーニングのメソッドでは、このメンタルブロックを5つに分類しています。自分に当てはまるものがあるか、チェックしてみましょう。

●5つのメンタルブロック

①プライドの高さ

　人に良く思われたい、完璧でありたい、失敗したくない、恥をかきたくない……というプライドの高さから、無意識に行動しない選択や、逃げ道を作り自分を守ろうとしてしまう。

②変化への恐怖

　人間に備わっている「恒常性（ホメオスタシス）＝現状維持をする機能」が働くことで、変化に対する抵抗感や不安感が出て行動や変化を避けてしまう（マリッジブルーや、子どもの遠足の前の発熱など）。

③自信のなさ

自分に自信が持てず「自分にはどうせできない、無理」と尻込みする。人からアドバイスをされても「どうせ、でも、だって」と言い訳に逃げてしまい、向き合えず行動ができない。

④マイナスの設定・パターン

「ここでは勝てない」、「良いことは長続きしない」、「あの人とは住んでいる世界が違う」、「いつもこうなる」など、思い込み、決めつけ、ルール、パターン、ジンクスなど、自分が無意識に決めてしまっている、刷り込まれてしまっているネガティブな設定。

⑤親や周囲の大人からの刷り込み・レッテル

親からよく言われたネガティブな言葉、親のマイナスな価値観などが刷り込まれ、欲しいものを手に入れられなくなったり、マイナスな人格形成がされたり、成長や行動をストップしてしまう。

メンタルブロックがあるから、自分はダメだということは全くありませんので安心してください。むしろ、「伸びしろがまだまだたくさんある、ラッキー！」というように考えてみましょう。

メンタルブロックを外すには、まず自分にそれがあることを理解すること。そして、そのブロックと向き合いながら「ちょっと怖いけれど、やってみよう」、「自信はなくても、やれば少しずつできるようになるはず」、「過去の失敗は過去のものだから、今の自分で頑張ってみよう」、「自分の人生だから自分で決めてやりたいことをやろう」というように、"理性をイケメン＝イケメンタル"

にして、少しずつでも行動していくようにしていきましょう。

Work

目標設定をしよう！

　ここでは皆さんにシンプルな目標設定をしていただきます。アスリートたちの行う目標設定はとても項目が多く、非常に時間がかかります。その中でいくつか大切な項目をピックアップしましたので、ぜひ書き込んでみてください。

①あなたの今の目標は？

［最高の目標］   ［現実的な目標］   ［最低限クリアする目標］

　例）最高の目標：チームが優勝する！
　　　現実的な目標：全試合にスタメンで出場する
　　　最低限のクリアする目標：レギュラーを勝ち取る

②最高の目標を達成するために、クリアするサブゴールはどんなことがありますか？

・ ・ ・

例）・紅白戦で活躍してレギュラーになる
・コーチから出された技術面の課題を全てクリアする
・50mを6秒台で走れるようになる

③あなたはなぜ、その目標を達成したいですか？
（モチベーション）

> ・
>
> ・
>
> ・

例）・応援してくれた家族や友達に喜んで欲しいから
・結果を出して自信をつけたいから
・進学に有利になるから

④目標達成したあなたは、どのような自分になっていますか？
具体的に書いてみましょう

> ［達成している自分の気分や感情］

例）感動して涙が出ている、ほっとして安心している

> ［メンタルの成長］

例）ゆるぎない自信がある、緊張をコントロールできている

[技術・スキル・能力・身体などの成長]

例）パスのスキルが向上している、100mを12秒台で走れている

[周りの人たちや、置かれている環境]

例）応援してくれる人が増えている、練習環境が良くなる

⑤**目標達成のために、日々取り組めること・習慣にすることを
10個あげてみましょう**

1.

2.

3.

4.

5.

6.

7.

8.

9.

10.

例) 寝る前にストレッチ、3食しっかり食べる、毎日日誌を書く など

⑥目標達成のために、やめる習慣・手放すことを5個あげてみましょう

1.

2.

3.

4.

5.

例) 寝る前のスマホをやめる、お菓子の食べ過ぎはやめる、だらだらしない など

⑦ **目標達成した自分から、今の自分へ「応援メッセージ」を書いてみましょう**

例）今は大変だし、苦しいと思うけれど、このまま努力し続ければ絶対にレギュラーになって活躍できる！　ここを乗り越えて頑張ろう!!

Point

　②〜⑦は、「最高の目標を達成する」ことを基準にして書き出していきましょう。

　最高を目指して努力する人にだけ、最高の結果が手に入ります。最初から「現実的な目標」を基準にして目標設定を進めてしまうと、最高の目標は達成できません。「どこに意識を置いて目標設定するか？」ということがとても大切です。**目標設定は常に最高にする**ことを頭に入れながら、ブレイクダウンをしましょう。

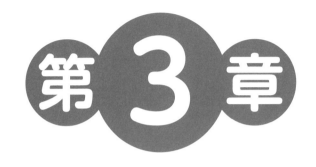

緊張のコントロール

Q. あなたが緊張する シチュエーションはどれですか?

- 人前に出て話をする
- 自分より格上だと感じる人に会う
- 満足に準備できないまま本番を迎える
- はじめての場所でパフォーマンスをする
- 好きな人の見ている前で発言をする

　いかがでしょう？　どのシチュエーションも緊張を誘発しやすいものですが、思い当たるものはありましたか？　自分が「緊張しているな」と感じた時に、コントロールできるかできないかで、その先の結果がガラリと変わります。程よい緊張感は大切ですが、緊張が強すぎると、パフォーマンスが低下して、普段できることができなくなってしまうからです。

緊張はコントロールできる？

　実は、メンタルトレーニングのプログラムの中でも一番ニーズがあるのが、「緊張のコントロール」です。私のもとにも、「大事

なプレゼンや試合でガチガチに緊張して実力を発揮できなかった」というお悩みはたくさん届きますが、中には「緊張したことがない」という人もいます。

しかし、そういう人ほど要注意。緊張は、思わぬ場面でふいにやってくる"魔物"でもあります。経験したことがない「はじめての緊張」に突如襲われてしまい、自分を制御できずに一度きりのチャンス、挑戦の場で失敗するアスリートの姿を、私はたくさん見てきました。五輪の試合でミスしたアスリートが「オリンピックの魔物にやられた」と表現するように、緊張によって実力を発揮しきれず、悔し涙を流すケースはとても多いのです。

人はなぜ緊張するの？

それでは、人はなぜ、緊張するのでしょうか？

緊張は怖いものではありません。緊張は誰にでもあるもの。ふみこんで言えば、**緊張は「動物が生きる上で必要な身体反応」として、もともと人間の体に備わっているはたらきの一つ**だからです。

人が緊張した時に出る反応は、はるか昔、人類がサルに近い生き物だった頃の名残だと言われています。食うか食われるかという弱肉強食の世界には、強敵がたくさんいます。サルは、命の危険や恐怖を感じると身体反応として緊張状態になります。緊張は、ライオンなど敵から身を守る、逃げる、戦うために必要な反応な

のです。それが人間になった今でも残っているだけで、メンタルが弱いから緊張するわけではありません。身体反応として出てしまうものなのです。

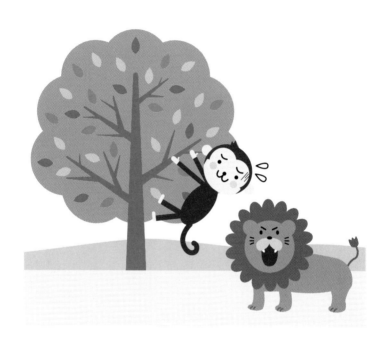

●サル時代の名残の反応

・手足に汗をかく→岩や木に登るため

・体がガチガチに固まる→身体を守るため

・心臓がドキドキする→血液を全身に送り、戦闘態勢にするため

・ソワソワしたり、早口になる→その場から逃げたいため

・鳥肌が立つ→相手を威嚇して大きく見せるため

緊張を誘う原因は？

　このように、人類がサルに近かった頃は生き延びるために必要な反応として、緊張が役立っていました。しかし、現代社会においては、敵に命を狙われるという危険な状況下にいる人はめったにいないでしょう。

　ラグビーや相撲などのコンタクトスポーツで、ケガのリスクが高い競技をするアスリートは、命の危険からくる動物的な緊張が出ることもあります。しかし、そういう特殊な状況に置かれない限り、命の危険を感じることはほとんどありません。

　では、今の暮らしの中で人は、何に不安や恐怖を感じて緊張するのでしょうか？

　サルの時代から進化を遂げた人間が恐れるもの、それは**社会で生きる中で重要視される、周囲からの評価や、失敗への不安、自分の存在価値など**にあります。命の危険はなくとも、自分にとっての安心や安全が脅かされる状況になると緊張のスイッチが入ってしまうのです。

　私たち人間が緊張する原因は様々ですが、緊張タイプは5つに分類できます。

●緊張を誘発する原因と「5大タイプ」

タイプ	原因
プライド型	人に良く思われたい、恥をかきたくない、失敗したくない、完璧でありたいという考え
コンプレックス型	人と比べて自分が下だと思う、内面や外見、肩書・キャリアへの自信のなさ
トラウマ型	過去に人前で失敗や恥ずかしい思いをした経験による恐怖心
準備不足型	やるべき準備ができなかった、準備する間もなくやることになったことからの不安
未知の経験型	はじめての場所や相手、経験したことがないことに対する不安

　他人の目を意識しすぎて緊張する「プライド型」、自信のなさから生まれる「コンプレックス型」、過去に引きずられる「トラウマ型」、そして「準備不足型」、「未知の経験型」と大きく分けて5タイプです。あなたの緊張はどれに当てはまりますか？

　この5タイプは、私が15年間メンタルトレーナーとしてのべ5,000名以上のサポートをする中で、「人の緊張の原因は大きくこの5つに集約できる」ということに行きついたものです。私自身、20代前半まで当時はバンドをやっていたのですが、緊張がひどく本番で力を発揮できずに悩んだ時期があります。振り返ってみると、かつての私は「人から評価されたい、だから失敗でき

ない」ということばかりを考えていた完全なる「プライド型」でした。今は、自分自身にメンタルトレーニングを行うことで、緊張をしっかりとコントロールしてどんな場面でも持っている力を発揮できるようになりました。

Work

緊張をコントロールしてみよう！

　緊張をコントロールするためには、まずは自分がどうして緊張するのか？　原因を知ることからスタートします。人にとって一番怖いのは「なぜこうなるのか、わからない」ということで、原因がわかると安心感につながり、対策が取りやすくなります。

　緊張のコントロール方法はたくさんの種類があります。大きく分けると「思考へのアプローチ」と「身体からのアプローチ」の2方向で、両方をうまく使い分けることで緊張をコントロールしやすくなります。今回は数あるコントロール方法の中から、厳選した5つのメソッドをご紹介します。

●緊張への5つのアプローチ

① **緊張している自分を観察する**

② **矢印の法則**

③ **等身大の法則**

④ **イメージリハーサル**

⑤ **体へのアプローチ**

① 緊張している自分を観察する

緊張をコントロールする上でまず大切なのが **「緊張している自分」を客観的に見ること**です。

緊張に飲み込まれてしまうとパニックになり、コントロールすることができなくなります。まずは「あー、緊張してきたな」、「やばい、緊張しているな」というように、気付くこと。そして「失敗するのが怖いのかな？」、「自信がないのかな？」と**緊張の原因を整理して客観的に見ること。これができる余裕を持つこと**が、後に続くアプローチを行うための第一段階として必要になります。

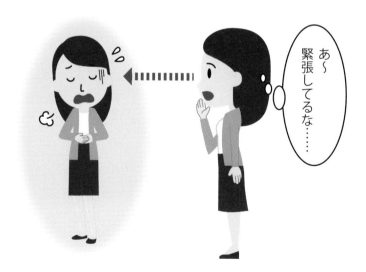

あ〜 緊張してるな……

Point

➡ 緊張の原因を整理して客観的に見ることが最初のステップ！

② 矢印の法則

> ・人から良く思われたい・良い評価が欲しい
>
> ・失敗して恥をかくのが怖い
>
> ・「完璧にやらないとダメ」と考えがち

　このように評価や結果を意識することで緊張する、「プライド型」の方には矢印の法則をオススメします。

　矢印の法則は、私自身が過去に自分自身の緊張をコントロールする中で編み出したメソッドです。

● 軸の逆転で起こる緊張

　私たちは「自分がどうしたいのか？」ということに意識を集中している時は、緊張していないことがほとんどです。「これを伝えたい」、「これを表現したい」、「こういうパフォーマンスをしたい」と自分軸で集中している時は大丈夫なのに、一転して「相手にどう思われているか？」、「きちんと伝わっているのか？」、「この人たちに良く思われたい」というように、**軸が自分から相手（第三者）に移ってしまうと緊張がうまれます。**

　相手軸になると、イラスト（P.45）のような矢印の向きになり、相手が優位な立ち位置になります。つまり、相手が強い立場（ライオン）・自分は弱い立場（サル）になり、緊張してしまうのです。

• 目的から意識がズレて起こる緊張

　また、本来やるべき行動に意識が向かず、ゴールが間違ってしまうケースも多々あります。

　野球で例えると、ピッチャーのやるべき行動は「ボールを投げる」ことです。しかしここで、「監督に評価を得なければいけない」、「ミスして仲間に迷惑をかけたくない」、「ファンに失望されたくない」という思いがよぎると、全く違うものと戦いはじめてしまうのです。

　本来やるべき行動ではないことに意識が向くと、緊張だけでなく、不安や焦りなどにもつながってしまいます。**大切なのは「今の自分の役割」や「今の自分がコントロールできること」をシンプルに考え、そこに意識を集中させることです。**

Check.

✓ 矢印がどちらに向いているのかに気づく

✓「相手がどう思うか？」、「相手からどう見られるか？」など、軸が相手になると不安や恐怖の感情につながる

✓ 自分がその場でやれることをシンプルに考える（プレゼン＝話す、バレーボール＝ボールを打つ・反応する、ライブ＝歌うなど、基本的な行動を考える）

✓「自分にコントロールできるテーマ・約束」を決める　（丁寧にやる、ゆっくり話す、最後までやりきる、など）→ そこに意識を集中する

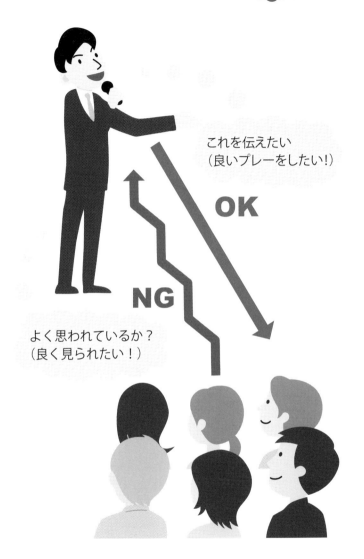

これを伝えたい
（良いプレーをしたい！）

OK

NG

よく思われているか？
（良く見られたい！）

Point

➡ 自分の行動と意識に集中、軸がずれないようにする

③ 等身大の法則

- ・人と自分を比べて自信をなくすことがある
- ・すごい人を前にすると恐縮してしまう
- ・強い相手と勝負する時ははじまる前から負ける気がする

このように、自分に自信がなく、不安にかられやすい人は、自分よりすごい人や強い人を目の当たりにすると、自分の価値を低くしてしまいます。これが緊張となる「コンプレックス型」には、等身大の法則がオススメです。

● **実力発揮を阻む緊張**

自信がないと、「今の自分はダメだ」という不安な気持ちになり、そこから緊張につながります。 そしてダメな自分を少しでも良く見せようと、背伸びをして今の自分にはできないことをしようとしてしまう。それが、パフォーマンスを低下させてしまいます。

また、相手のほうが立場が上だったり、強い権力や実力があると感じた時に、自分が急に弱くなったように感じることがあります。本番になって急に自分が弱くなる、ダメな人になる、ということはまずありませんが、無意識にそのような心理になり、**「相手が強い！」という "ライオンに出会ったサル" のようなスイッチが入り、緊張につながってしまう**のです。

Check

✓ 現時点での自分にできないことを背伸びしてやろうとしない

✓ 「等身大の自分」ができることだけを全力でやる

✓ 相手の肩書やキャリアなどに自分を下げてしまうクセがあったら、注意する

✓ 日頃から自信の強化を行う（4章を参照）

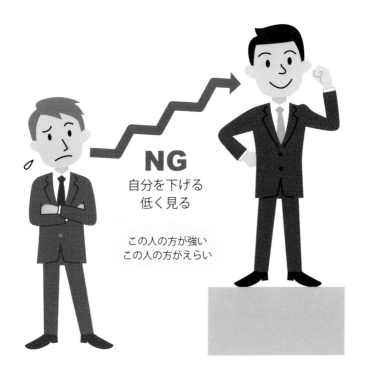

NG

自分を下げる
低く見る

この人の方が強い
この人の方がえらい

Point

➡ 「等身大」の自分を受け入れ、できることを全力でやる

④イメージリハーサル

> ・過去に同じ状況で失敗したことがある
>
> ・経験が少ないから本番が不安
>
> ・どんなことが起きるか想像できなくて怖い

　このように、緊張が過去の失敗からくる不安による「トラウマ型」や、はじめての場所や経験による「未知の経験型」の場合には、イメージリハーサルをオススメします。

● 繰り返しイメージで再現性アップ

　人は「イメージしたことに対して体が反応する」という身体機能があります。また、「明確にイメージしたことは、良くも悪くもその再現性が高まる」という作用もあります。（イメージについては8章で詳しく説明します）

　例えば、人前で話す時に「緊張して手が震えたらどうしよう」とイメージをしてしまうと、イメージ通りに緊張で手が震えてしまうということが起こるのです。さらに、**繰り返しイメージをしたことは「たくさん経験したことがある」という認識で無意識下にストックされていきます。**

　このように「イメージ＝反応・再現・ストック」というものがあり、この機能をプラスに働かせることで、パフォーマンスを高めるのがイメージトレーニングです。そしてその応用が緊張のコントロールで行うイメージリハーサルです。

● **複数のパターンでイメージ**

イメージリハーサルは、事前に「本番の流れ」をイメージの中でしっかりと作ります。脳内で何度もリハーサルを行っておくことで、良い反応と再現性を高めるのと同時に、**「はじめてのことではない」、「慣れていることだ」いう感覚をつかみ、緊張の緩和につなげていきます。**

また想定外の事態が起きた時にも冷静に対処ができるように、**イメージは1パターンではなく、いくつかのパターンを作っておくことが大切です。** "最高のイメージ1本のみ"では、そうでなくなった時にパニックになってしまうからです。

イメージをしにくい方は、文字や文章で書いてストーリーを作り、そこに映像を乗せるようにイメージを築いていくことをオススメします。

Check

✓ 明確なイメージ × 回数 ＝ 効果

✓ 五感を使ってイメージをする

✓ 「本番前 → 本番 → 本番が終わった瞬間 → 帰り道」といように時系列でイメージを作る

✓ その時の気分・感情も一緒にイメージをする

✓ 想定外の時のために、いくつかのパターンをイメージしておく

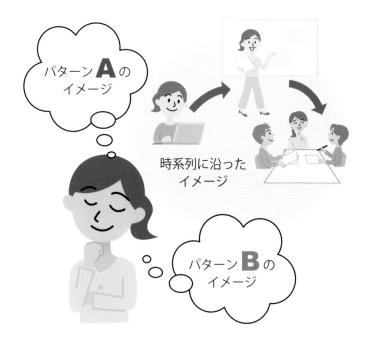

<u>*Point*</u>.

→ 良いイメージを定着させて緊張を緩和する

⑤ 身体を安定させる＋脱力＋深呼吸

　私たちの身体と心は連動しています。緊張すれば緊張による反応が身体に出ます。その緊張反応を脱力や呼吸を意識し、身体を整えることで、心の状態も整っていきます。緊張のコントロール方法のうち、①〜④が「思考へのアプローチ」とすると、次の❶〜❸はすぐに使える「身体からのアプローチ」です。

❶ 両足の裏が地面や床に乗っている感覚を意識する

　地に足がついている、乗っているという感覚を得ることで身体の浮つきやソワソワを落ち着ける。

Check.

✓ 瞬発力が必要な動きの前には「地面に足が乗っている」という感覚にしましょう。"足が地面にくっついている" ことをイメージすると、文字通り「ついている」感覚が強くなり、最初の一歩が出しにくくなります。

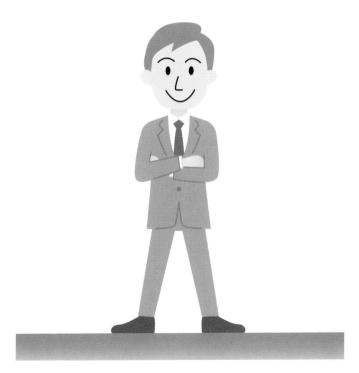

❷ 大きく息を吸いながら全身の筋肉をギューッと硬直させる
　→ 3秒止める　→ 息を大きく吐きながら脱力する

　息を吐く時は、口からハーっと大きく吐き出す。体に入っている余分な力を抜いてリラックスさせる。

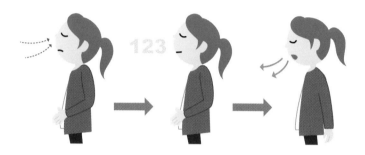

❸ 自分のペースでゆっくりと深呼吸を繰り返す

　ゆっくりと鼻から吸って、大きく口から吐き出すことでリラックスさせる。

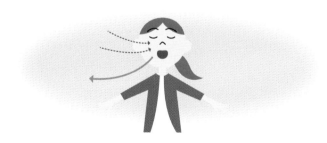

Point

➡ ❶〜❸の流れで行い、身体を使って高まる緊張をほぐし、整える

　矢印の法則などの思考のコントロールは習得までに練習が必要ですが、⑤はすぐに使えるので、まずは身体からのアプローチを試しながら思考からのアプローチを行っていくと良いでしょう。ただし、身体のコントロールはあくまでも対処法です。「緊張しにくい」土台を作るには、思考のコントロールは欠かせません。

まとめ

緊張のコントロールのまとめ

1 緊張は動物時代の名残、メンタルが弱いから緊張するわけではない

2 人間の緊張には「プライド」、「コンプレックス」、「トラウマ」、「準備不足」、「未知の経験」5つの原因がある

3 緊張のコントロールには、思考からのアプローチと身体からのアプローチがある

4 緊張している自分を客観的に見ることが最初の一歩

5 プライド型の人は「矢印の法則」、コンプレックス型の人は「等身大の法則」がオススメ

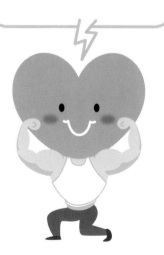

第4章

自信の強化

あなたは自分に
自信がありますか?

- 自信がある
- すごい人を前にすると揺らぐ
- 失敗するとなくなる
- 常にない

「あなたは自信がありますか?」と聞かれたらどのように答えますか?

　仕事や試合など大事な局面だけでなく、生活においても、"自信がある・ない" という言葉はよく耳にするのではないでしょうか。しかし、「どうしたら自信がつくのか?」、「自信がある人とない人は何が違うのか?」というところまで掘り下げて考える機会は多くないかと思います。

　メンタルトレーニングには「自信の強化」のプログラムがあります。自信をつけることにもスキルやテクニックが必要なのです。

成功者は自信のかたまり？

　世の中には、頑張ってどんなに良い結果を出しても、自信がつかないという人は多くいます。私のクライアントにも、世間的には成功している人——プロ野球で活躍し1億の年俸をもらっている選手や会社を上場させた経営者など——結果を出しているのに「自信がつかないからどうにかしたい」とメンタルトレーニングをはじめる方が多数いらっしゃるのです。

　「成功すれば、結果を出せば、自信は後からついてくる」という考え方もありますが、その理論で行くと前出の方たちはとっくに自信を手に入れているはずです。けれども、本人たちは「自信がない」と言う。そこにはちゃんと原因があったのです。

　では、"自信がある人・ない人"の違いとは一体何か？

　本章では、成功しても自信がつかない原因を解説し、自信をつけるためのトレーニング方法をお伝えします。今自信がない、という方も安心してくださいね。

自信とは何か？

そもそも「自信」とは何でしょうか？

自信とは「自分で等身大の自分の能力や価値などを信じ、受け

入れること」です。自分のことを過小評価することなく、自分の長所や能力、努力してきた過去や、これまでの成長に対してきちんと「OK」を出せている状態。これが、「自信がある」ということです。「何かに秀でているから自信を持つ」とか「人から一目置かれているから自信がある、すごい！」ということではありません。**自信とは自分自身で「今の自分はこれでOKだ」という認識を持ち、前向きに受け入れていることで生まれます。**

　自信に似た言葉で「自己肯定感」という言葉があります。これは**「自分の弱さや短所も含めて、丸ごと自分のすべてを受け入れる」**というもの。少しニュアンスは違いますが、本書でお伝えするトレーニングでは、自己肯定感も高めていくことが可能です。
　他に自信と似ている言葉で、ネガティブな意味合いがあるものに以下のものがありますが、どちらも根底に自信のなさがある状態を表しています。自信とは似て非なるものです。

○自 信 過 剰＝コンプレックスや劣等感の裏返し、自信があるように振る舞っている状態
○自意識過剰＝自分が他人にどう見られるかを考えすぎること

●自信がない人に見られる主な特徴

- ・行動力がない
- ・言い訳が多い
- ・威圧的な態度や発言が多い
- ・マイナスな発言が多い
- ・ストレスやプレッシャーに弱い

自信がないのはなぜ？

　生まれたばかりの赤ちゃんには、自信のある・なしはありません。「自信がある」、「自信がない」という感覚は、成長過程でできていくものなのです。その要因の一つが「生育歴」です。生まれ育った中で、親兄弟などの家族、周囲の大人たちとどのようなかかわりやコミュニケーションを取ってきたか？　というものです。

　自信がない人は、その中で身についたマイナスな考え方のクセが、さらに自信のない状況を作り上げていくのです。もう少し詳しくお話しましょう。

自信は子どもの頃の「褒められ体験」に左右

　ご自身の幼少期～思春期を振り返ってみましょう。親兄弟・周りの大人から褒められた記憶はありますか？

　自信の有無は、自分が生まれ育った環境の中で、**"いかに自分の存在を認め受け入れてもらえたか？"**、**"愛情を感じることができたか？"** ということが、**大きく影響します。**幼い頃から「自分が欲しいタイミングで褒めてもらえた」、「無条件に愛情を注いでもらえた」という認識があると、大人になってからも自信を持てる方がとても多いです。

　逆に、褒められた記憶がほとんどない方や、期待する何かができた時だけ褒めるというような、条件付きの承認ばかりを受けてきた方は、「自信のない」というケースがほとんどです。私がセッションの中で、自信がないと答えた方に「子どもの頃褒められた記憶はありますか？」と質問をすると、驚くことに9割以上が「褒められた記憶がない」と言います。

自信がないのは「自分がダメだから」ではない

　昔から日本人は、特に身内に対しては、褒めるよりも謙遜することが当たり前という文化があります。近年では子どもを褒めて育てる、という考えも広まっていますが、まだまだ欧米など諸外国に比べると少ない印象を受けます。海外留学をしていたアスリ

ートに話を聞くと「海外のコーチは試合に負けても、まずは褒めてくれる」という声が多く、日本ではそういった話はとても少ないのが現状です。

ほとんどの大人たちは子どもたちに愛情をたっぷり注いで育てているのですが、愛ゆえに心配が募り、厳しい言葉を発してしまうことが多くあります。しかし、それにより子どもは自信を持つきっかけをつかめないまま、大人になってしまう可能性があります。大人になってもそれが影響し続けることになるとは、考えてもいないのです。

●マイナスな影響を与える生育歴

- 褒められなかった
- 愛情を感じられなかった
- 条件付きの承認のみされた
- いじめや虐待を受けたことがある
- 大きな失敗や挫折をした

生育歴は、家族だけでなく、学校の先生や部活の指導者など周囲の人間との関係も影響します。ですので、**自信がないのは「自分がダメだから」というわけではなく、たまたまそういう環境や状況にあったということで、自分を否定する必要はない**のです。周囲の大人たちもほとんどの場合、悪気はなく、愛情ゆえの行動であったのです。

　自信がある状態とは、自分に「OK」を出せることですが、成長過程で承認を受けられないと、自分に「OK！」を出す習慣が身につきません。自信のない人には共通して、自分の価値を認められない経験から得た"考え方のクセ"があります。育ってきた環境や経験の中で身についてしまったマイナスな考え方があることで、結果を出しても成功しても自信がつかない負のスパイラルを生み出すのです。

　図のように、**自信がある人はこれまで自分がやってきたことに「○」をつけることができ、"理想の状態になるためには今の自分に上乗せをする"** というイメージを持てています。

　一方で、自信のない人は、これまでやってきたことに対して「大したことない」、「この程度ではダメ」、「みんなやっている」などと考えて「×」をつけ、かつ理想の状態から見たら「今の自分はこれだけ足りない」と減点をします。自信のない人が理想を叶えたとしても、すぐに次の理想が出てくるので、どこまでいっても「○」をつけられず、自信もつかないのです。

●自信がある人・ない人の考え方のクセ

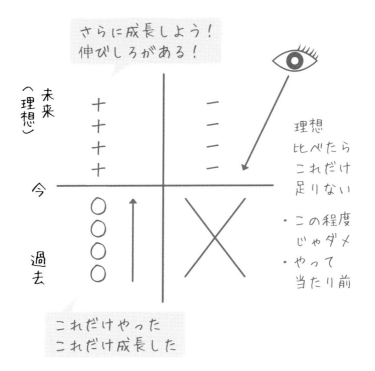

理想・今・過去に○×をつけることで、自信のあり・なしがわかる。自信がある人は「加算式」の思考のため○が多く、自信のない人は「減点式」の思考で「×」が多くなる。

●マイナスな考え方のクセ

・頑張ってきたことを認められない

・足りないもの、持っていないものばかり焦点をあてる

・できていないことばかり探してしまう

・自分と他人を比較する

・完璧主義……など

　自信がなく、マイナス思考に傾くと、"ないものねだり"が多くなります。現状に満足できず、他人と比べたり、完璧にやりたいと自分を追い詰める傾向もあります。

ネガティブを呼ぶ言動

　自信がない人は、マイナスの考え方があるがゆえに、発言や行動もネガティブになりがちです。もちろん自信がなくてもポジティブに考え行動される方もいらっしゃいますが、以下の自信をなくす行動の例をお伝えすると、やはりいずれかは当てはまっているという方が多いです。

●自信をなくす行動

- ・自分の努力や成果を褒めない、認めない
- ・自分へのダメ出しや反省が多い
- ・人と比較して上がったり下がったりする
- ・自分を下げる言葉を使う
- ・自分との約束を簡単に破る

　自信をつけるトレーニングを行う前に、**まずは自信をなくす行動をやめることが大切**です。これは身体のトレーニングも同じですが、暴飲暴食などの悪習慣がついたまま筋トレをしてもなかなか効果が出ません。**自信の強化も同様に、悪習慣を手放しながらトレーニングを行うことで効果が現れるのです。**

Work

自分に自信をつけるためのトレーニング

　自分を「OK」と思えるようになるまで、筋トレと同じようにコツコツ継続していきましょう。今すぐにはじめられる、自分に自信をつける5つのワークをご紹介します。

①褒め習慣を作る

過去を振り返って「あー、よく頑張ったなー」と自分を褒めることはありますか？

１日の終わり、月末、年末など、節目節目に自分の努力に対して「○」をつける習慣は、確実に自信となります。**自分に自信を与えるのは未来ではなく、これまでやってきた過去にあります。** 過去を振り返り、承認をしていくことで自信はしっかりとついていきます。

● １日３褒め習慣

オススメは、**１日の終わりに「今日頑張ったこと・成果があったこと」を３つ書く「３褒め習慣」** です。"眠かったけどちゃんと出社した"、"面倒だったけどお風呂に入って寝た"、など日常にある小さな努力に目を向ける、ハードルを下げて考えることがポイントです。自信のない方は往々にしてこのハードルが高い傾向があります。

＼ やってみよう！ ／

１日の終わりに『今日頑張ったこと、成長を感じたこと、成果が出たこと』などを３つ書く。

> ・
>
> ・
>
> ・

②自分の成長の幅を定期的に確認する

　褒め習慣と似ており、これも過去を振り返ることが大切になります。例えば、アスリートの場合は、「競技をはじめた頃の自分はどんなレベルで、今は何ができるようになっているか？」、会社員でしたら「入社した時はPCの使い方ひとつもままならなかったけれど、今では立派なプレゼン資料が作れるようになった」など、人は時間と共に確実に成長しています。その**成長の幅を自分自身でつかんでいくことで、自信は育っていく**のです。

● 成長振り返りワーク

　人は、当たり前に成長してきたのではなく、そこには必ず自分自身の努力があります。半年や1年のスパンで、自分の成長をしっかりととらえる習慣を持ってみましょう。まずは、半年に1回「成長振り返りワーク」をすることをオススメします。

この1年で自分が頑張ったこと・成長したことを10個書き出してみましょう。

<table>
<tr><td>・</td><td>・</td></tr>
<tr><td>・</td><td>・</td></tr>
<tr><td>・</td><td>・</td></tr>
<tr><td>・</td><td>・</td></tr>
<tr><td>・</td><td>・</td></tr>
</table>

③短所が見えたら、裏にある長所を探す

　人には誰しも長所と短所があります。そしてほとんどの場合、それは表裏一体です。短所しかないという人はいません。例えば、私はよく人から「決断力がある、行動的だ」と言われますが、その裏には「我慢ができない、待つのが苦手」という短所もあります。あるクライアントは「私は人の顔色ばかりうかがってしまう」と言いましたが、その方は日頃からとても気配りができて、空気を読んで行動する方。自分ではそのプラスの部分には気付いておらず、マイナスな面だけを見て私はダメだという評価をしてしまっていたのです。**短所が見えたら、その裏にある長所を探す習慣をつけてみましょう。**

● 短所書き換えワーク

　短所と長所は表裏一体、自分が思う「ダメなところ」と「良いところ」を考えてそれぞれ書き出してみましょう。

\ やってみよう! /

　自分の短所を紙に書き出し、その裏に「どんな長所が隠れているか?」を考えて書く。

例:［短所］我慢が苦手　　　［短所］人の評価が気になる

　　　↓　　　　　　　　　　　↓

　　［長所］行動力がある　　［長所］努力家

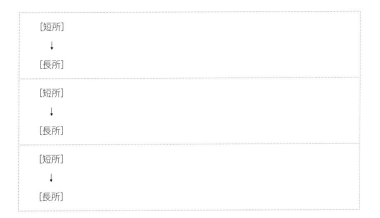

［短所］
　↓
［長所］

［短所］
　↓
［長所］

［短所］
　↓
［長所］

Point

➡ 誰しも長所も短所の両方あって、それのどちらを自分が見ているか?　今はどちらが表面上に出ているか?　ということです。両方ある、両方あっていいのです。

④自分へポジティブな言葉がけをする

　自信をなくす行動のお話の中でも触れましたが、自信がないと「自分は大したことない」、「才能ない」、「もう若くない」など、自分を下げる言葉を使いがちです。自己否定の言葉を使えば使うほど、自信は失われます。

　自信は、自分にプラスの言葉をかけ続けることで得ることができます。意識的にポジティブな言葉を自分にかけるのです。最初は「受け入れられない」、「気持ちが悪い」など違和感があったとしても、抵抗ない程度に「今日はやれることはやれた」、「前よりはよくなった」、「最近は頑張れている」など、声に出して自分を承認する取り組みをしてみましょう。

● 朝と夜の「自分褒め」ワーク

　意識的にポジティブな言葉がけをすることで、自分を肯定しましょう。朝と夜の2回、頑張った自分をねぎらったり、褒める習慣をつけることで、自信が生まれてきます。しばらく続けるうちに、違和感や抵抗感はなくなり、素直に自分を受け入れることができるようになっていきます。

＼ やってみよう！ ／

朝▶出かける前に鏡の中の自分に「今日もいい感じ！　頑張ろうね！」など声をかける。

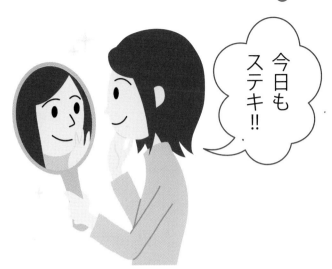

夜▶帰ってきた時や寝る前に自分をハグしながら「よく頑張った
　ね、お疲れ様」と声をかける

セルフハグ

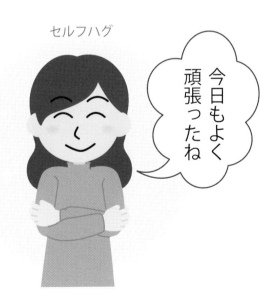

⑤目標や願望は簡単にあきらめず、努力する

「好きな仕事で食べていきたい！」、「好きな人に告白したい！」という目標や願望を持ったのに、ちょっとうまくいかないと「やっぱり無理だ」、「自分なんて」と考えてあきらめたり、妥協してしまう。こういったことが増えると"自分への信頼度"が低くなり、自信がない状態になります。自分の価値を自分で下げたり、「自分は自分の目標も願望も叶えられない人です」という負のイメージを自分の中に植えつけてしまうからです。

もちろん、全ての目標や願望を達成し、叶えることは難しいのですが、"達成するため、叶えるためにやることをやった"という感覚があれば大丈夫です。要はすぐにあきらめる、妥協するということがNGなのであり、**それまでの過程でやり切った感覚があればそれが「自分への信頼＝自信」につながっていきます。**

● 小さな目標達成を積む

「自分への信頼＝自信」を築くためには、自分との約束を守ることが大事です。そのためには、少しの努力でできることを達成し、成し遂げた自分を褒めることが一番。小さな目標からはじめて、目標をクリアしたら「よくできた！」と声に出して褒めましょう。

＼ やってみよう! ／

ちょっとの努力でできる目標や自分との約束を書き出してみましょう。

(例：今日中に部屋を片付ける、○○さんに連絡をしてみる、30分ウォーキングをする……など)

- ・

- ・

- ・

- ・

- ・

- ・

- ・

- ・

- ・

- ・

- ・

- ・

- ・

.

.

.

.

.

.

.

.

● まとめ ●

自信の強化のまとめ

1 成功＝自信がつく、というわけではない
2 自信がない人の共通点として、多くの場合は「成育歴」
  による影響がある
3 自信がある人とない人には明確な考え方の違いがある
4 自信をつけるために大切なのは「自分の長所も短所も受
  け入れる」ということ
5 3褒め習慣を身につけましょう

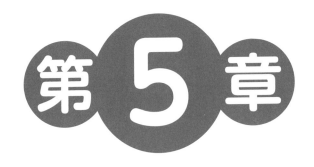

感情のコントロール

あなたはどんな時に
マイナスな感情になりますか?

- 大事な場面でミスをした時
- 目上の人から怒られた時
- 自分の発言を否定された時
- 休みがなく疲れている時

　あなたは最近、どんなことでイライラしましたか?　また、どんなことで落ち込みましたか?

　「今までの人生で一度も怒ったことがない、落ち込んだこともない」という人はいないのではないでしょうか?　生きている中で、誰しも大なり小なりのマイナスな感情が湧くものです。そしてこのマイナスな感情のコントロールも、メンタルトレーニングを行うことで、できるようになります。

マイナス感情は脳から生まれる

　感情はどこから湧いてくるのでしょうか?　感情をつかさどっているのは、脳の中にある「扁桃体」という部分です。何かを見

たり、聞いたり、体験した時に、扁桃体がそれを「心地いい」あるいは「不快」と判断し、感情として伝えます。扁桃体はストレスに刺激されると過活動になり、不安や恐怖、緊張などマイナス感情が強まるということも研究等で明らかになっています。

このように感情は、脳のはたらきの一つなので、快・不快が生まれるのは自然なことです。しかし、激しい怒りに任せて人を攻撃してしまったり、いつまでもずっと落ち込むなど、マイナス感情に飲み込まれるのは危険です。感情のコントロールができないと、パフォーマンスが落ちるどころではなく、人間関係や健康をも壊してしまうことにつながりかねないからです。**マイナスな感情は抑え込むのではなく、向き合いながら上手にコントロール**していきましょう。

マイナスな感情は悪ではない？

さて、感情にはどのような種類があるでしょうか？

よく耳にする「喜怒哀楽」という言葉を一つずつ見てみましょう。喜び・怒り・哀しみ・楽しみという4つの感情を表現しています。この4つをよく見てください。喜び・楽しみは "ポジティブ" なプラスの感情、怒り・悲しみは "ネガティブ" なマイナスの感情ですよね。プラスの感情とマイナスの感情が半々、つまり、「もともと人間にはプラスとマイナスの感情が半々ある」ということです。

私たちは、イライラしたり、クヨクヨした気持ちにばかりとら

われいると、気分がさらに落ち込んで悩み続けるか、あるいは「怒っちゃいけない」、「落ち込んでいる場合ではない」など、無理に跳ね飛ばそうとしがちですが、そもそも怒りや哀しみが湧くのも自然なこと。脳から伝達されてくる感情の一つだと理解し、コントロールできればいいのです。

　マイナスな感情をコントロールするために大切なことは、その感情が湧いたことを否定しないこと。まずは、マイナスな感情を一度、受け止めてあげることなのです。

マイナスな感情になるパターン・コントロールの基礎知識

　私たちの感情がマイナスになる時には、いくつかのパターンがあります。主要な２つをあげると、**①過去や未来にとらわれている時、②コントロールできないことにとらわれている時**、です。２つともマイナスの感情にのまれている状態の典型ですが、コントロールは可能です。詳しく見ていきましょう。

①過去や未来にとらわれている

　マイナスの感情になるパターンの１つ目が、マイナスな過去や未来に思考がとらわれている時です。日常的に、フラットな状態あるいはポジティブにとらえる過去や未来は問題ありません。しかし過去や未来を思う時、思考がネガティブな方向に向かってそこから抜けられなくなると、あっという間に感情もマイナスにな

ってしまいます。

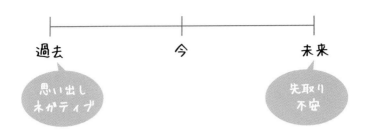

- **過去へのとらわれ＝思い出しネガティブ**

終わってしまった過去のことを思い出して、落ち込む、イライラする。（例：やってしまったミス、上司や先輩に怒られた、喧嘩をした、大切なものをなくした……など）

- **未来へのとらわれ＝先取り不安**

まだ起きていない未来のことを考えて、不安になったり、ソワソワする。（例：勝つか負けるか、発表がうまくいくか、どういう評価を受けるか、告白がうまくいくか……など）

思い出しネガティブや先取り不安の思考になっていると、感情ももちろんマイナスになります。この状態から抜け出すためには、**「自分の思考が過去や未来にとらわれている」ということに気付くこと**が大切です。

②「コントロールできないこと」にとらわれている

マイナスな感情になるパターンの2つ目は、「コントロールできないこと」にとらわれてしまう時です。

世の中には自分でコントロールできることと、できないことがあります。コントロールができないことを「どうにかしよう」、「どうにかしたい」と考えてしまう時、そこには大きなストレスがかかります。そのストレスがマイナスな感情を引き起こしてしまうのです。そして、**自分自身がコントロールできることというのは、実はとても少なく、ほとんどのことがコントロールできないこと**なのです。

まずはコントロールができないことをあげていきましょう。

◆ コントロールができないこと（一例）

・天気	・評価	・交通
・時間	・結果	・災害や天災
・他人	・過去と未来	

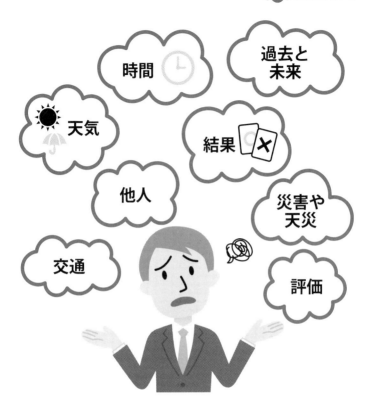

「時間がない!!」と言っても時間は戻りません。「せっかくの休みなのに、なんで雨なの？」と考えても雨は止みません。「急いでいるのに電車が動かない」と焦っても動きません。「なんであの人はわかってくれないのか」と憤っても、相手が理解しようとしなければ変わりません。他にも、規則や組織、社会情勢なども、完全にコントロール下に置くことはできません。

このように、**コントロールができないことにとらわれると、私たちの感情はあっという間にマイナスになってしまいます。**

●感情のコントロールの基本的な考え方を習得する

コントロールできないことは手放し、自分がコントロールできることにフォーカスしましょう。

この世で自分自身がコントロールできることは、たった2つだけ。「今」と「自分」です。

先述した通り、世の中にある多くのものはコントロールができません。そして自分自身のことでも、終わってしまった過去と、まだ来ていない未来は、どんなにあがいても現時点で完全にコントロールすることはできません。

しかし、**「今、この瞬間に何かをする」**ことはできます。他者や環境、結果などを自分の思い通りにすることはできなくても、「改善や解決のために自分にできることをやる」、あるいは「コントロールができないからあきらめる」ということはできます。

◆ 2つの「コントロールできること」に注目

> ・今 ― 今この瞬間にやれることにフォーカス
> ・自分 ― 問題解決や解消のために、自分にやれることを考える

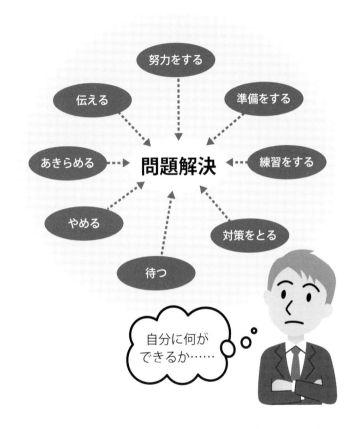

感情が乱れた時、「コントロールできないことにとらわれていないか?」と客観的にチェックしてみましょう。例えば、「同じことを何度も言っているのに、相手が変わってくれない」という状況になった時を想像してみてください。この状況の中で、**自分が"コントロールできないこと"と"コントロールできること"に分けて考えてみましょう。**

（例）

× なんであの人は何度言ってもわかってくれないんだろう⁉
　むかつく‼　　→ コントロールができないこと

○ また同じことだけれど、伝えるだけ伝えてみよう。
　いつか伝わればいい → 自分がコントロールできること

　このように、感情が乱れた時はまず自分が「コントロールできないことにとらわれていないか？」と客観的にチェックしてみる習慣をつけましょう。その事象に対して**「今」と「自分がやれること」にフォーカスし、状況を客観的に見ること**がネガティブな感情から抜け出すためには大切です。

感情をコントロールするためのトレーニング

　冷静に感情の動きを観察して、心身にアプローチしながらトレーニングをしていきましょう。

①身体を整える

感情と身体は連動しています。落ち込むと下を向き、楽しい時には上を向きますよね？ イライラしている時には呼吸が浅くなり、肩のあたりに力がギュッと入ります。

この機能を逆に使うことで、感情のコントロールにつなげることができます。口角を上げると、脳は「楽しいんだ」と勘違いして、感情をプラスに変化させます。このように**身体をポジティブな感情の時の状態にすることで、感情もプラスに変化させていきましょう。**

身体を整える

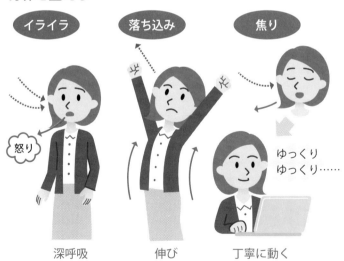

イライラ	落ち込み	焦り
怒り		ゆっくりゆっくり……
深呼吸	伸び	丁寧に動く

◆ 感情をプラスに変化させる方法（一例）

・イライラ

　肩の力を抜いて、ゆっくりと深呼吸＋吐く息と一緒に怒りが出ていくイメージ

・落ち込み

　顔をあげて視線を上にあげ、胸を張る（伸びやバンザイをする）

・焦り

　深呼吸をして、意識的にゆっくり丁寧に動く

Point

➡ 全てのマイナスな感情に共通して使えるのは深呼吸です。マイナスな感情になった時には、まずは一呼吸おいてから、上記のようにそれぞれの感情に合わせて身体の状態をプラスの状態に整えてみましょう。

②「リトル」を客観的に観察する

　1章のP.13で、「理性（大人）と本能（リトル）」のお話をしました。感情は本能的な要素です。自分の感情を「あ、今、私のリトルが怒っているな。落ち込んでいるな」というように、冷静に観察します。**感情に飲み込まれずに、理性を働かせることがコントロールの第一歩**です。

③リトルに共感する

共感とは、「相手の感情に寄り添い、共有する」ことです。客観的にとらえ、理性を働かせることは大事ですが、その前に**まずは自分のリトル（本能）に共感してあげましょう。**これをやらずに「怒っちゃいけない」、「こんなことで落ち込んじゃだめ」というようにマイナスな感情を否定すると、その感情をいつまでの引きずったり、ため込んでしまいやすくなります。「そうか、むかついてしまったんだね」、「嫌だったんだね、辛かったね」というように、いったん共感するのです。

気をつけたいのは、共感と同調の混同です。共感と同調は違うので注意しましょう。**リトルが持つ感情に同調してはいけません。**特に怒りの場合は、「わかる‼ あいつむかつくよねー！」、「許せないよね‼」とマイナス感情を増長させてしまうのでNGです。

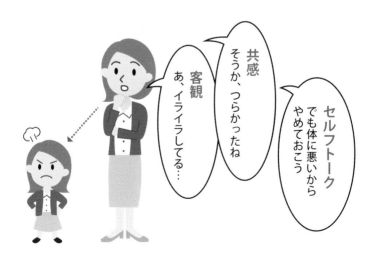

④セルフトークする

「セルフトーク＝自分との対話」です。マイナスな感情になっているリトルに対して、効果的な言葉をかけてみましょう。

マイナスな感情になった時に考えるのではなく、以下のように予めワードを決めておくとスムーズです。

> **(例)**
> ・イライラ：いつまでもイライラしていると体に悪いし、もっ
>   たいないよ
>
> ・不　安　：人生は一度きりだから、せっかくなら楽しくいこ
>   う！

Point.

➡ 共感した後には、セルフトークでリトルをなだめる、勇気づける、励ます。

⑤吐き出してデトックスをする

マイナスな感情を溜め込むことは心身によくありません。セルフトークで解決できないレベルの感情は、きちんと吐き出して処理をしておくことで、感情の爆発や体の不調にならないようにすることが必要です。

◆ 効果的な方法（一例）

・人に話す	⇒ 自分の話に共感してくれる聞き上手な人が理想的
・物を使って発散する	⇒ クッションや枕を叩くなど、壊れない、痛くない方法であればOK
・書き出す	⇒ 紙に自分の今の思いや感情を書き出す。手帳やノートでもOK
・運動や歌	⇒ 意図的に運動をしたり、カラオケなどで大きな声を出すことも効果的

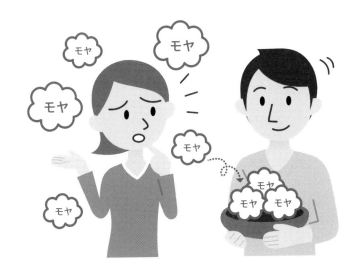

Point。

➡ スッキリする、という爽快感を味わえる程度にとどめ、過剰になりすぎないように注意しましょう。

怒りのコントロール「アンガーマネジメント」って何？

　人間が抱くマイナスな感情で一番手を焼くのは「怒り」です。

　怒りは出し方を誤ると、人間関係を壊したり、信頼を失うことにつながります。世の中には、様々な「アンガーマネジメント＝怒りのコントロール方法」がありますが、私がお伝えしているメソッドの中で、「怒りの感情」にフォーカスをしたコントロール方法を1つお伝えします。

●怒りは2次感情

　人は、強い怒りを覚える時、その根底には何かしらの強い思いがあります。

　「理解してもらえない」、「大事にしてもらえない」、「邪魔をされている」、「損をした」、「バカにされた」といったマイナスの感情が、強い怒りを誘発するのです。

　これまでお伝えした感情のコントロール方法は、全てのマイナスな感情のコントロールに使うことができます。「感情のコントロールのトレーニング」を実践してみましょう。

　怒りがこみ上げた時には、まず「何で怒っているのかな？」と冷静に考えることで、怒りを爆発させることを防ぐことができます。怒りの原因を自分自身の中でしっかりとつかむのです。紙に書き出してもいいでしょう。そこで、「大事にされていないと感じて嫌な気持ちになった」、「理解してもらえなくて悲しい」というように、手前にある思いを自分で把握できれば、それをそのま

ま相手に伝えます。**怒りをぶつけるのではなく、理解してもらいたいという思いを真っすぐ伝えることで、相手もあなたが何に怒っているのか理解しやすくなります。**

相手に伝える前には深呼吸をして、肩の力を抜き、身体を整え、落ち着かせてから、思いを伝えましょう。

感情のコントロールの注意点

感情のコントロールはやみくもに「感情を我慢する・抑え込む」のではなく、「マイナスな感情になっている」という状況を、客観的な目線で把握し、コントロールしたり、吐き出し方を考えるということ。**感情を出すことを抑えるクセが付くと、プラスの感情も出にくくなるので気をつけましょう。**

感情のコントロールで注目していただきたいことは次の2点です。

①ポジティブな感情は表に出す

楽しい時や嬉しい時は、存分にポジティブな感情に浸りましょう。感情を表に出すことも、心身に良い影響を与えるので、どんどんやってみてください。

②「不安」は行動で解消

期限付きの課題や夏休みの宿題など、行動に移さないまま頭の隅にずっとある「気がかりなこと」は、時間が経つにつれ不安の要因になっていきます。やるべきことを先伸ばしにする、向き合っていない時に、もやっとした不安は湧きやすくなるものです。

"不安は行動が伴わないから起こるもの"。行動を起こすことで改善したり、解消されること多くあります。 重い腰をあげて、「やれることをやる」。勇気を出して挑んでみる、ということも大事なことです。

● **まとめ** ●

感情のコントロールのまとめ

1. マイナスな感情は悪ではなく、もともと備わっているもの
2. 感情は「本能＝リトルのもの」、と客観的に見る
3. 過去や未来へのとらわれに気付く
4. コントロールできること、できないことを整理する
5. マイナス感情に陥ったら身体を整えて、プラスの感情に向けていく

第6章

ストレスのコントロール

あなたは強いストレスがかかった時、どのような状態になりますか?

- 胃が痛くなる
- 肌が荒れる
- 不安で眠れなくなる
- 暴飲暴食に走ってしまう

　強いストレスを感じた時、このような身体的・心理的な反応が出た経験がある方は多いのではないでしょうか?

　日常の中にも、ストレスの原因は潜んでいます。そして、そのストレスをコントロールできる人とできない人がいるため、例えば同じ条件・状況になっても、受け止め方が変わり、心身の状態にも差が生まれます。ストレスのコントロールもトレーニングで身につけることができるスキルです。この章でお伝えするメソッドに取り組んで「ストレスに強い心」を鍛えていきましょう。

ストレスのコントロールとは?

　ストレスをコントロールできない人は、負荷がかかり続けるこ

とで心身の不調を起こしやすく、パフォーマンスにもマイナスの影響が出ます。一方で、ストレスをコントロールできる人というのは、どんな状況でも冷静に考え、行動し、自分を健全な状態に整えることが可能です。

例えば仕事でトラブルがあった時に、ストレスをコントロールできる人は、長く悩まずに、まず自分がやれることを考えます。そして行動に移し、早期解決に導いていくことができます。**同じようなストレスのかかる状況下でも、コントロールできる人はそれをバネにしたり、切り替えたりしながら前進する強さがある**のです。

ストレスの原因はストレッサー

私たちはストレスを感じると、脳の副腎皮質から「コルチゾール」というホルモンが分泌されます。このコルチゾールは、別名「ストレスホルモン」とも呼ばれます。ストレスを感じることで、コルチゾールのレベルが上昇すると、免疫力の低下や自律神経の乱れを引き起こし、体調不良や過食、不眠などにつながるのです。

このように、私たちに様々なストレスを与える要因を「ストレッサー」と言います。ストレッサーになるものは、大きく4つに分類することができます。

●ストレッサーの４大要因

・物理的要因（気温・天候・騒音・強い光など）

・科学的要因（薬物・副作用など）

・生物的要因（病気・過労・栄養不足など）

・心理的要因（悩み、不安、プレッシャー、葛藤など）

　私たちは暑さや寒さ、疲れなどを感じ取ることで、それらに適切に対処し、健康や命の安全を守ることができます。心身への多少の負荷は、ポテンシャルを上げる効果もあり、ストレスを感じること自体は生きる上で必要と言えるでしょう。ある程度のプレッシャーはやる気につながり、実力を発揮できたというケースも多いです。

　しかし、過剰なストレスは、心身に悪影響を及ぼしかねません。強くストレスがかかっている状況に気づかないまま、または何もしないままずっと抑圧され続けている状態は危険です。そうならないように、まずは自分の状態を冷静にしっかりと認識することが大切です。

どんな時に人は心理的ストレスを感じる？

　悩んでいる状態の時、私たちは行動せずに、頭の中でぐるぐると思いを巡らせています。その状態が続けは続くほど、心理的なストレスは強くなります。

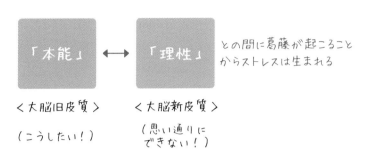

<大脳旧皮質>　　<大脳新皮質>

（こうしたい！）　（思い通りに
　　　　　　　　　できない！）

　このような心理的なストレスがある状態から抜け出すには、3
つの段階が必要です。

①コントロールできないことを手放す
②今、自分にできることを考える
③行動する

　コントロールできないことを手放し、今自分にできることを考
えて行動すること。**「悩む→考える→行動する」という流れにシ
フトすることがストレスをコントロールするための第一歩です。**

悩む

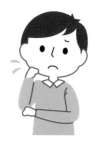

ネガティブな出来事や状況に支配され、具体的な行動をせずに思いを巡らせる状態がストレスに変化

↓

考える

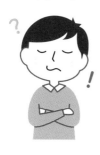

悩みや葛藤に対して、原因を明確にして分析し「自分にやれること・手放すこと」などを整理する

↓

行動する

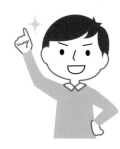

考え、整理したことの中から、すぐにやれそうなことは行動する。時間がかかるものは焦らずにじっくりやっていく。

「悩む→考える→行動する」のシフトチェンジは前章「感情のコントロール」の「過去や未来にとらわれる」(P.78)、「コントロールできないことにとらわれている」(P.80)ともリンクしています。

対人関係におけるストレス

「人を嫌う」ということには大きなエネルギーを要します。そしてストレスもかなり強くかかります。そういう相手が出てきた時には、まず**「相手はコントロールできない存在である」ということを理解し、その上で、「なぜその人を嫌だと思うのか?」を冷静に考えることが大切**です。

人を「嫌だ、苦手だ」と思う時、そこには自分の中にある2つの物が投影されています。

①自分の見たくない嫌な部分を、相手も持っている（＝似ている）

自分の短所や見たくない部分を相手も持っていて、それが見えることへの嫌悪感。特に自分が隠していたり、目を背けていたり、我慢していることを、相手が平然と出していると嫌悪感はより強くなります。

本当は自分もそうしたい、でも世間体を考えたり、大人としての責任を考えてやらないでいる、我慢しているという時に、相手に対して「この人、嫌!!」という感情が湧きます。

（例）

男性に媚びる女性を見ると、不快になる

→【裏の心理】本当は自分だってそうしたいのに……

仕事をさぼっている人を見て、イライラする

→【裏の心理】本当は自分だって楽したいのに……

◆ 脱却のポイント

- ・似ている所があると認める
- ・その嫌な部分を改善したいと感じたら、具体的にどうする
  か考える
- ・自分がそれを我慢していると感じたら、どう開放するのか
  を考える

②自分の大切なルールを破る

　誰しも、一定のマイルールがあり、それに従って生きています。対人関係でも、自分が大切にしているルールを無下にされることで「この人は合わない」という嫌悪感につながります。相手を生理的に受け付けないと感じた場合にも、多くの場合は「清潔であるべき」、「食べ方がキレイであるべき」など、自分の価値観が何かしら反映されています。

（例）

時間を守らない人は嫌い

→【マイルール】時間は守るべきだ

自分のことばっかり主張する人はイライラする

→【マイルール】バランスやまわりとの協調性が大事だ

◆ 脱却のポイント

- ・相手の行動から、自分のルールを見つける
- ・相手にそれを強要したり、無理に変えようとはせずに「ルールが合わない人」と理解する
- ・相手に変化を求めたい場合は、相手をコントロールしようとせず、「とりあえず伝えてみよう」など自分にできる範囲のことをする

ストレスをコントロールするためのトレーニング

●心理的ストレスのコントロール

ここまでは「ストレスとは何か?」を中心に説明してきました。ここからは、具体的な心理的ストレスのコントロールについて、実践で使えるメソッドをお伝えしていきます。

①自分にとってのストレッサーをつかむ

冒頭の質問を振り返ってみましょう。「あなたは強いストレスがかかった時にどういう状態になるか?」、思い出して回答してください。**あなたはどのような状況・環境・出来事・人にストレスを感じるのか? まずはここを理解しておくことが大切**です。何にストレスを感じやすいのかを理解することで、環境や生活リズムを整えたり、コントロールがしやすくなります。

＼ やってみよう! ／

次の2つの質問について、それぞれ書き出してみましょう。

Q1. あなたはどのようなことにストレスを感じますか?

Q2. Q1の回答に対して、対処・改善できることは何ですか？

①
②
③
④
⑤
6
⑦
⑧

Point

➡ 日々の生活を振り返り、「疲れるとイライラしやすいな」、「雨
の日は体調が良くない」など、具体的に要因を見つけて、「な
るべく疲労を溜めないように早寝早起きしよう」、「雨の日は無
理をしないようにしよう」など、ひとつひとつに対する対処法
を取りましょう。

②「人から言われたことを受け入れるか？」自分で決める

　人から怒られた、嫌なことを言われた、クレームを受けた……
という時、あなたはどうしていますか？　人に言われたことを素
直に受け入れて従うか、言うことを聞かないかを自分で決めるこ
とで、自分の心を守ることができます。

• 3つの箱に仕分けする

1. 自分の目の前に、「YES」、「保留」、「ゴミ箱」という3つの
   箱をイメージします。
2. 相手から言われた言葉を3つの箱に振り分けて投げ込みます。
3. ゴミ箱に入れた言葉は "消去" のイメージでクリアにします。

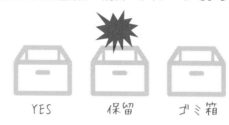

「聞きたくないことは全てゴミ箱！」というのはNGです。言わ
れて嫌なことの中には、自分の成長に必要なことも含まれている
からです。**人に何か言われてムカッと来る時、自分でもわかって
いるけれど向き合いたくない課題などがそこにあることも多いも
の。**そこと向き合わないといつまでも成長しませんので、成長し
たい人は辛くても真摯に受け止める必要があります。

　八つ当たりや、過剰なクレーム、自分に非のない理不尽な言葉
の暴力は「ゴミ箱」に入れてスッキリしましょう。

Point

➡ 悪意のある言葉や八つ当たり、理不尽な怒りなどでストレスを
　受けないように対処する。

➡ 嫌な言葉でも、自分の成長に必要なものはきちんと受け入れる。

➡ 相手の言葉を冷静にジャッジができない場合にはいったん「保
　留BOX」に入れて、後から考える。

③違う側面から見てみる・考えてみる

人は悩むと主観的な方向に思考や視点が集中し、「きっとこう
に違いない」と思い込んでしまう傾向が多くあります。特に、**対
人関係の中で悩みや葛藤が起きた時には、一度客観的にとらえて
みることが必要**です。客観的かつ多方向からの視点を持ち、思い
込みをゆるめ、冷静にコントロールしていきましょう。

具体的な例をあげてコントロールの方法を説明します。

● 悩みからの脱却を図る

悩みから抜けられずにいつまでもクヨクヨしてしまう時に意識
したい3つのこと

1．客観的セルフアドバイス

⇒友達が同じことで悩んでいたら、どうアドバイスをするか？
　を考える

2．思い込みの手放し

⇒自分のその考えは「100％本当なのか？　他の考え方はない
　のか？」考える

3．行動に移す

⇒それはどうしたら解決できる？　と考えて動く

思い悩んでいることを書き、1〜3を考えてみましょう。

①自分の悩みは？

②友達が同じことに悩んでいたらどんなアドバイスをする？

③悩みに対して、思い込んでしまっていそうなことは？

④解決のために何ができそうですか？

Point

➡ 自分の悩みを客観的な視点から冷静に見て、思い込みを手放し、
解決策を考えていく。

④五感にアプローチをしてストレスを軽減する

　ここまでのように、考え方を変えることでストレスをコントロールするだけでなく、いろいろなものを使ってストレスをリリースすることができます。五感にアプローチすることを意識してみてください。

視覚　癒される景色・楽しい動画

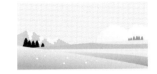

聴覚　好きな音楽・好きな人の声

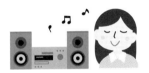

嗅覚　アロマや癒される香り

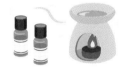

触覚　マッサージやスキンシップ

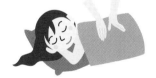

味覚　好きな食べ物や飲み物

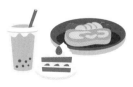

⑤自分のストレス発散方法をたくさん持つ

　ストレスの大小に合わせて、たくさんのストレス発散法を持つことが理想的です。④の五感へのアプローチはもちろん、運動をする、誰かに合って話す、旅行する、散歩をする、カラオケで思い切り歌う……など、1人でもできることを織り交ぜてみましょう。

　発散法は、気軽にできるものから、ちょっと贅沢なものまで、幅広くバリエーションがあると良いです。ストレス発散法をリストに書き出しておくと「今日はこれにしよう！」と選べるのでオススメです。

\ やってみよう！ /

　自分のストレス発散法を10個書き出してみましょう。

-
-
-
-
-
-
-
-

-

-

-

-

-

-

-

-

-

-

-

Point

➡ ストレス発散がさらなるストレスを生み出すものには注意が必
　要です！ 事前に適切な量や金額を決めて、その範囲内で楽し
　むようにしましょう。（買い物、ギャンブル、アルコール、暴
　飲暴食など……）

まとめ

ストレスのコントロールのまとめ

1 自分にとってのストレスの要因（ストレッサー）を知る

2 ストレス脱却の第一歩は「悩む→考える→行動する」へのシフトが大切

3 人から言われたネガティブなことは、「成長のために聞く」、「保留」、「ゴミ箱」と、自分で選んで決める

4 同じ悩みを友人が持っていたら？ というように客観的な視点を持つ

5 五感へのアプローチやストレス発散法をしっかりと行う

第7章

集中力のコントロール

Q あなたはどんな時に 集中していると感じますか?

- 試合でプレーをしている時
- SNSを見ている時
- 本を読んでいる時
- 興味のある話を聞いている時

　他にも、ゲームをしている時や料理をしている時など、比較的ポジティブな場面を想像する方が多いのではないでしょうか?

　私たちは、基本的に好きなことや楽しいことをしている時は、自然と集中することができます。そして、集中している時は、時間があっという間に過ぎたように感じたり、思っている以上に高いパフォーマンスを発揮できるという特徴があります。メンタルトレーニングでは、パフォーマンスを高めるために、意識的に「集中している状態を作る」ためのトレーニングを行います。

最高に集中した状態「フロー」と「ゾーン」とは?

　スポーツ心理学では、「フロー」、「ゾーン」という集中してい

る状態を表す言葉があります。

　テレビなどでアスリートが「ゾーンに入っていた」などと発言しているのを耳にしたことがある方もいらっしゃるかと思います。フローとゾーン、まずはこの２つがどのようなものなのか説明していきましょう。

・フロー：**時間の感覚がなくなるほど、ある行為に没頭している状態。**高いパフォーマンスを発揮することができる

・ゾーン：**フローの先にある極限に集中した状態。**周りの人の動作やボールの動きなどがゆっくり見えたり、疲れや痛みを感じなくなる

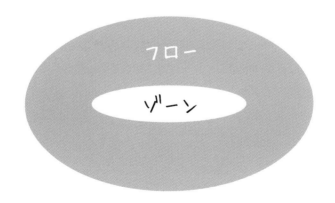

　フローの状態とは、いわば夢中になっている状態を想像してもらうと良いでしょう。好きなことや楽しいことをやっていれば比

較的誰でも入ることができるのが、フローです。**何かをしていてあっという間に時間が過ぎた、という場合は、「フローの状態になっている」ということ**です。

一方、ゾーンの状態には簡単になれるものではありません。日常とは違う特別な状況や環境があり、さらにそこで行うパフォーマンスに対する高いスキルがあった上で、適度な緊張感・目標達成への強い意欲など、必要な要素がそろった時にゾーンに入ることができます。アスリートであれば、重要な試合や、ここ一番での勝負の場面を迎える時などです。

また、まれですが、パフォーマンス以外でもゾーンに入ることもあります。例えば、追い込まれて極限に達した時。「火事場の馬鹿力」という言葉が表す通り、**人は極限状態になると、ゾーンに入る**のです。

メンタルトレーニングにおける「集中力を高めるトレーニング」（P.115）を行うことで、まずはフローの状態を意識的に作り出せるようになります。人によりますが、**トレーニングを重ねることで、適切なタイミングでゾーンまで持っていくことも可能**です。

集中力を高める「ルーティン」とは？

それでは、どのようにして集中力はコントロールできるようになるのでしょうか？ 集中力をコントロールする方法として、「ルーティン」があります。英語の "routine" を日本語に訳すと「習慣、繰り返されるもの」です。毎朝コーヒーを飲む、寝る前に歯

磨きをする、という生活習慣を"ルーティン"と言うこともありますが、メンタルトレーニングでは安定したパフォーマンスを発揮するため、集中力を高めるための手段として用います。

メンタルトレーニングで行うルーティンは、パフォーマンスを発揮するために、集中力を高めることなどを目的として行う一連の行動を指します。例えば、ラグビーでは元日本代表の五郎丸歩選手のコンバージョンキックの前の手を合わせる動作、野球では、イチローさん選手がバッターボックスに入った時に左手を右肩に添える動作は、とても有名なルーティンです。

パフォーマンスの直前や最中に、毎回決まった一連の動きをする、というようなものや、気分を高めるために試合前にはいつも同じ曲を聴く、というパターンもあります。トップアスリートが行っているルーティンは、とても複雑で、動作や歩数、かける時間なども綿密に分析をした上で構成されています。本章では、誰でもできて簡単に取り組める、集中力を高めるためのルーティンにフォーカスしてご紹介します。

集中力を高めるトレーニング方法

●5つの集中力コントロール

これから5つの集中力を高める方法をレクチャーします。その中には日頃から意識して使っていただきたいルーティンも出てきますのでぜひ試してみてください。

①集中力が切れる状況を事前に把握しておく

疲れ、寝不足、ミスした後、人目や評価が気になる、得失点の
タイミング、プレーの合間……など自分がどのような時に集中力
が切れやすいのか、まずは事前に確認・理解しておくことが大切
です。

\ やってみよう! /

集中力が切れやすい状況について、書き出してみましょう。

Point

➡ スポーツの場合は、個人だけでなく、チーム全体の集中力が切
れるポイントなども確認しておきましょう。

②「今コントロールできること」に意識を向ける

「やってしまったミス」などのネガティブな過去や、「自分のせいで負けたらどうしよう」というようなネガティブな未来に意識が向いている時は、集中力が切れやすくなります。**自分の意識がどこにあるのかを確認し、「今コントロールできること」に集中することが大切です。**

Check.

✓ 過去や未来に意識が飛んでいることに気付き、「今やれること、コントロールできること」を考えて行動しましょう。

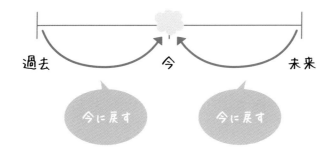

Point.

➡ 感情・ストレスのコントロールの章でも紹介しましたが、「今コントロールできること」に意識を向けることは、集中力をコントロールする上でも大切なスキルです。

③呼吸で集中力を高める

　集中力を高めるために呼吸はとても有効な手段です。**呼吸は、集中力をコントロールするためのルーティンのベースにもなります。**何か作業をはじめる前や、本番前などに、この呼吸法を行うことで集中力を高め、気持ちを整えることができます。

◆ 呼吸法のルーティンを取り入れましょう

① リラックスした状態で座る（立っていてもOK）
② 自分のペースでゆっくりと深呼吸をする。ゆっくりと鼻から吸って、ゆっくりと鼻から吐く
③ 吐く息に意識を集中する（なるべくゆっくりと長く吐く）
④ 気持ちが整うまで数回行う

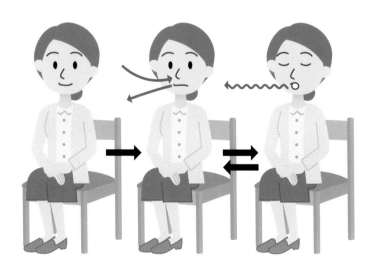

Point.

→ 鼻で呼吸をしづらい場合には、口からゆっくりと吸って吐いて
を繰り返しましょう。

④自分だけの"集中ポイント"にフォーカスする

　人差し指の指紋、ペンの先、バットの先端など、「見たら集中！」
という、自分だけの集中ポイントを予め決めておきます。集中力
が切れてしまった時や、集中したいタイミングで、そのポイント
を見て、「今コントロールできることは何か？」、「今やるべきこ
とは何か？」としっかりフォーカスする習慣をつけましょう。

◆ ポイントに意識を集めるルーティンを実践

---

① 予め決めたポイントを見る

② その一点を見ながら深呼吸をする

③ 「今やるべきこと・コントロールできること」を考え、整
　理する

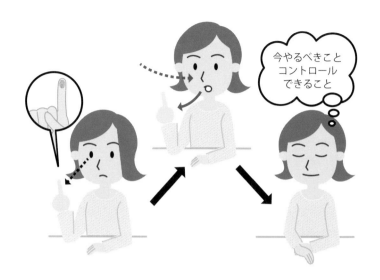

<u>*Point*</u>

➡ 物を使う場合には、常に手元にあるもの、持ち歩いている物に
しましょう。

⑤身体に刺激を与える

ミスをした後や、うまく物事が進まず、イライラやモヤモヤが
あって集中力が切れてしまった時には、**まずは太ももやお尻、胸
などを叩いて身体に刺激を入れます。その後に③の呼吸法を行う
ことで気持ちを切り替えつつ、集中力を戻します。**

事前に身体のどこに刺激を入れるかを決めておくことが大切で
す。叩いてみてしっくりくる場所は、人によって違いますので、
いろいろな場所に刺激を入れて試しておきましょう。

◆ 気持ちを切り替え、もう一度集中するためのルーティンを実践

① 予め決めておいた体の箇所を叩く

② 「ここからだ！」、「大丈夫！」、「切り替えていこう！」、「やってきたことを信じよう！」など、セルフトークを行う

③ 深呼吸をする

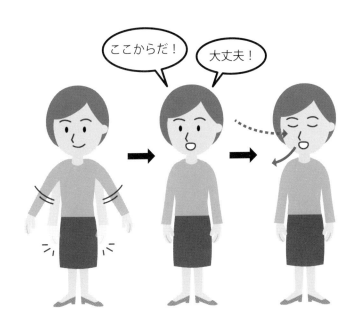

Point

➡ 叩く場所や回数、強さなど、自分の中でしっくりくるものを見つけましょう。

まとめ

集中力のコントロールのまとめ

1 集中力にはフローとゾーンという2つの状態がある

2 集中力を高めるために事前に決めた「ルーティン」を行うことが有効である

3 「今コントロールできること」に意識を向ける

4 鼻から吸って鼻から吐く呼吸で集中力を作る

5 身体に刺激を入れることで気持ちを切り替え、集中力を取り戻す

第8章

イメージトレーニング

Q. 次のイメージをして、身体に現れる変化を感じてみてください

- 見るからに酸っぱそうなレモンを思いっきりかじったら、口いっぱいに強烈な酸味が広がった
- 大好きな人とはじめてのデートで手をつなぐ瞬間
- 大嫌いな虫が、自分の枕元でざわざわと動いている
- 100人の前で、何の準備もなくスピーチをさせられる

　イメージをしてみて、あなたの身体に何か反応があったでしょうか？　唾液が出た、ドキドキした、背筋がぞっとした……という反応が出た方が多いのではないでしょうか？　私たちの身体には「イメージに反応する」という特性があります。そしてこのイメージが、あなたを上手に動かす鍵にもなります。この章では、実践的なイメージトレーニングについて解説していきます。

イメージは脳が作り出すもの？

　そもそもイメージとは何でしょうか？　"イメージ"を辞書で引くと、「心の中に思い浮かべる姿や情景」、「目の前にない対象

を直感的・具体的に思い描いた像」ということが書いてあります。辞書には心の中と書いてありますが、実際にイメージは大脳の視覚連合野という部分が作り出しています。脳内でイメージされたことに、私たちは様々な影響を受けているのです。

イメージすると身体が反応する？

冒頭でもイメージしていただいた、とっても酸っぱいレモンを丸ごとかじって、口いっぱいに強烈な酸味が広がるイメージ。

あごのあたりがギューッとなり、唾液が出てきた人も多いと思います。緊張のコントロールの章でもお伝えした通り、**私たちの身体には「イメージしたこと対して、身体が反応する」という仕組みが備わっています。**好きな人のことを考えて心臓がドキドキしたり、怖いことを想像して背筋がぞっとしたり、いとも簡単に身体は反応してしまいます。

そして、イメージの良し悪しは関係なく、「イメージ＝反応」します。例えば、ゴルフで「ボールが右に行ったら嫌だな」とイメージをすると、嫌だと思ってもイメージが右なので、右に飛ぶように体は反応してしまう、といった具合です。良いイメージにだけ反応してくれれば問題ないのですが、悪いイメージにも反応してしまう。「イメージ＝反応」は、とてもシンプルな構造だということがわかりますね。

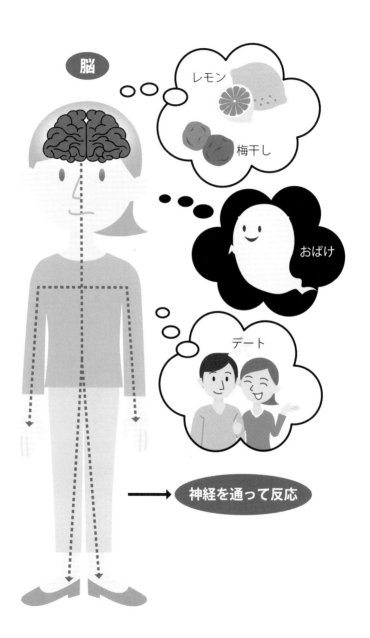

イメージが苦手な人は文字でアプローチ

　人によっては、シチュエーションを提示しても「うまくイメージができない」という方もいます。イメージに優位な脳は右脳なので、右脳を活発に働かせることで、画像や映像のように頭の中に具体的なイメージが浮かぶ状態になります。

　一方、左脳は、言語能力や計算力、論理的思考などの面で優位です。**具体的なイメージが浮かびにくい人は、まず文章で「こうしたい」という内容を書き起こし、文字を眺めてみましょう。**文字から、映像を想起させる流れでトレーニングをすると、しっかりとイメージができるようになります。

再現性を高めるイメージトレーニング

　人が持っている「イメージ → 反応」という機能を効果的に使って、パフォーマンス向上のために行うのがイメージトレーニングです。アスリートの身体に筋肉の動きを測定する装置をつけて行われた研究があり、パフォーマンス向上に有効だということが証明されています。例えばラグビー選手に座った状態でキックのイメージをしてもらうと、実際にキックしている時に使う筋肉が反応するのです。選手は椅子に座ったまま、身体は動かしていなくても、しっかりと筋肉は反応しました。

　つまり、「こういうパフォーマンスをしたい」というものを明確にイメージし、それを反復することで、パフォーマンスの向上、

新しいフォームの習得などに役立てることができるのです。**明確なイメージを作り、回数を行えば行うほどに、自分の無意識の中にそのイメージがインプットされ、再現性は高まっていきます。**

●主観／客観で違う2つのイメージ

1）主観的イメージ

　　自分の目線で見る、自分の体感として感じるイメージ

　　　→ パフォーマンスアップや緊張の緩和に効果的

2）客観的イメージ

　　ビデオで見るような客観的なイメージ

　　　→ フォームの修正や、団体競技での試合の流れの把握などに効果的

1）主観的イメージ　　　　　　2）客観的イメージ

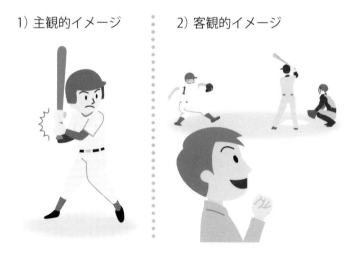

1度の経験と1回のイメージは同等に無意識化にインプットされます。これはプラスにもマイナスにも働きます。マイナスな経験や失敗のイメージを何度も思い出すことで、たくさんの失敗が経験として無意識下にインプットされて、マイナスなイメージが湧きやすくなったり、苦手意識や緊張につながってしまいます。

逆に、**1度しか成功したことがなくても、その良いイメージをたくさんすることで、多くの成功体験としてインプットされます。**本番後に振り返りをした時、もし悪いパフォーマンスがあっても、「あの時にああしておけば、ちゃんと上手くいった」というようなプラスのイメージを持つことで、悪いイメージが頭に残るのを防ぐことができます。

実践！　イメージトレーニング

●イメージトレーニングを行う目的

イメージトレーニングはパフォーマンスだけでなく、本番での緊張の緩和や、ケガなどで本番を離脱している時に試合勘を落とさないための取り組み、やる気のスイッチを入れるためにも有効です。

- パフォーマンスアップ ⇒ 自分がしたいプレーを明確にイメージする
- 本番での緊張の緩和　⇒ 本番の流れを事前にイメージする
- 試合勘を落とさない　⇒ 試合を見ながら、自分が今出ていたらどうするか？　イメージをする
- やる気のコントロール ⇒ 試合で活躍している、成功している自分をイメージする

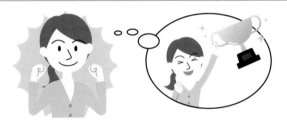

①「明確さ（鮮明さ）× 回数」= 効果

　明確なイメージをどれだけ行ったかで効果につながります。継続して行うことが大切です。

②五感を使ったイメージ

- 視覚：会場の雰囲気、周りの景色
- 聴覚：その場の音（歓声や雑音、風や雨の音）
- 嗅覚：会場やグランドのにおい、使用する道具のにおい
- 触覚：器具の感触、手足、重心、軸、空気
- 味覚：自分の口の中の感覚・味など

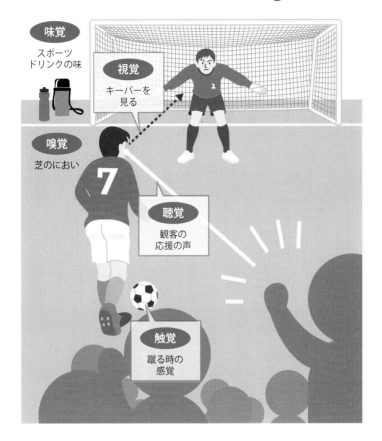

③本番などのイメージには、その時のメンタルの状態（感情や気分）までイメージをする

「程よい緊張感を持っている」、「とても楽しくプレーをしている」、「終わった瞬間喜びが爆発する」……というように、自分自身がどのような状態になりたいか？　なるだろうか？　というメンタルの部分までしっかりとイメージをしておくことで、その再現性が高まると同時に、不安や緊張の緩和にもつながります。

イメージトレーニングを行う際の ── ワンポイントアドバイス

「イメージが明確にできない、」という人は、まずは
文章で書いて、後からイメージを上乗せしよう！

➡ 成功のイメージが湧かない、経験したことがないからイ
メージができない、ということもあるでしょう。その時に
は、脚本家や漫画家になったつもりで「こうなったらいい
な」と客観的にストーリーを作ったり、やりたい動きにつ
いて「まずは姿勢を整える、次に……」というように文章
化したものに後から映像をつけると、明確なイメージをし
やすくなります。

「どうしてうまくいかなかった？」
＝マイナスなイメージをプラスに転換する！

➡ 「○○したからうまくいかなかった」を「あの時どうしたら
うまくいった？」という成功のイメージに転換し、脳にしっ
かりと植え付けましょう。本番後の振り返りで、うまくい
かなかったことばかりに気持ちが集中すると、その時の悪
いイメージを何度も思い出すことになります。すると、苦
手意識が強くなったり、その後同じような状況になった時
に、その悪いイメージを思い出しやすくなってしまいます。

マイナスなイメージは上書きして塗り替える

➡ マイナスなイメージが出たら、「前はこうしたから失敗した
けれど、次はこうすればきっとうまくいく」、「この前より成
長しているから、こういうプレーができるはず！」というよ
うに、イメージをし直してみましょう。本番でうまくいかな
いことがあった時には、できればその日のうちに「あの時
こうしていたら大丈夫だった」と、プラスのイメージを作っ
ておくと、後から嫌なイメージが湧きにくくなります。

イメージは複数のパターンを作っておく

➡「最高のイメージだけをする！」というのは実はとても危険で
す。その通りにならなかった場合、不安になったり、パニッ
クに陥り、メンタルが乱れてしまいます。何が起きても想定
外にならないように、「思ったより相手が強い」、「途中でちょっ
としたハプニングがあった」、「予想より天気が悪化した」と
流れの中に悪条件を入れて予防線を張ることも必要です。結
果に達するまでの、途中経過には様々なことを想定したイ
メージを作っておき、最終的なゴールとして「結果はうまく
いった！　良かった！」と必ず成功で締めましょう。

イメージトレーニングのまとめ

1 イメージをすると、イメージ通りに身体は反応する

2 イメージトレーニングには「主観的」「客観的」の2種類がある

3 良い結果につなげるためには、「明確さ（鮮明さ）× 回数」が必要

4 良いイメージを重ねていくと、不安や苦手意識が軽減する

5 本番のイメージは複数のパターンを作っておくことが大切

■ **著者プロフィール**

石津　貴代（いしづ　たかよ）

株式会社リエート代表取締役社長／ ON+OFF メンタルトレーニング協会代表／
メンタルトレーナー

20歳よりラジオパーソナリティとしてスポーツの現場取材をする中で、目標達成におけるメンタルの重要性を体感する。2004年メンタルトレーナー養成機関に入校、トップアスリートの現場にて実習を重ね、2007年に独立し「Lieto -Mental Conditioning-」設立。2017年「株式会社リエート」設立。日本代表やプロ野球選手などのトップアスリートや経営者、芸能関係者の目標達成・メンタル強化のサポートを行う。これまでのべ5,800名以上を担当。現在は、企業や自治体、教育現場での講演や出版などの活動も行っている。

〈著書〉
『緊張をコントロールして最高の結果を出す技術』（すばる舎）
『受験のためのメンタルトレーニング』（辰巳出版／監修）

メンタルトレーニングの教科書
〜本番に強くなる！自信をつける！

2021年5月29日　初版　第1刷発行

著　者	石津 貴代	
発行者	片岡 巌	
発行所	株式会社技術評論社	
	東京都新宿区市谷左内町21-13	
電　話	03-3513-6150　販売促進部	
	03-3267-2270　書籍編集部	
印刷／製本	昭和情報プロセス株式会社	

●装丁
江口 修平

●本文
BUCH⁺

●編集協力
ごとう あいこ

ISBN 978-4-297-12121-1 C0030
Printed in Japan